新型コロナワクチン影の輪郭

誰も報じなかった3年の記録

CBCテレビアナウンサー＆解説委員
大石邦彦

方丈社

ワクチン後遺症
――それぞれの闘い

人生は選択の連続であるという人がいる。確かに、「転職するかしないか」とか、「結婚や離婚をするかしないか」など、人生を大きく左右する選択を迫られる時がある。そうでなくても、後で振り返れば、あの時の選択が人生に影響を与えていたと感じる時もある。

人生の多くは日々の生活における何気ない選択の連続、その積み重なりによって形成されているものだ。しかし、そこまで深く考えていつも選択しているという人は、むしろ少ないのではないかとも思う。

今回の、「新型コロナワクチンを接種するか？　しないか？」の選択に関しても、そこまで深く考えたという人は、実は、多くなかったのではないだろうか？

なぜならワクチン接種は、ある意味、我々の生活のルーティンにもなっているからだ。

産まれて間もなく、まさに物心の付くはるか以前から人はワクチン接種を始め、しかも連続して受け続ける。

ヒブ、小児用肺炎球菌、ＢＣＧ、ＭＲ……など何種類ものワクチンを接種し続けるのだ。そのスケジュール管理の難しさに悩む保護者のために、近年では我が子の予防接種スケジュールを管理し、記録するアプリさえ登場しているくらいだ。

インフルエンザワクチンもそうだ。「前橋《まえばし》レポート」によって、ワクチン接種の有効性が否定されたことがきっかけとなって、ワクチン接種を小・中学校で義務づけた集団接種こそなくなったが、接種のハードルは低く、流行期に入る前の秋の接種は毎年の恒例行事のようになっている。それだけ、ワクチン接種という行為に違和感を覚えない環境の中で長年暮らしてきた日本人が、このコロナワクチンの時だけ、選択のハードルを急に上げるとは考えにくかった。

だから、「新しい感染症にかからないための最新ワクチンができた」と聞いた時、接種するかどうかという選択も、深刻に受け止めて悩みつつ接種したという人は、それほど多くなかっただろうと思う。取材した限りでは私の推測に間違いはなかったようだ。

しかし、その瞬間の何気ない選択によって、その後の人生が一変してしまった人たちが現実に存在する。残された家族も、思い描いていた人生ではなくなった人がいる。

それでも、決して泣き寝入りせず、自分の身に降りかかった事態と闘い続けている人たちがいる。

ただ、それは単なるワクチンとの闘いではなく、もっと巨大な組織や仕組みとの闘いであることに気づかされる。

この本は、新型コロナワクチンによって人生が翻弄されたものの、その後も闘い続けている人たちを追った記録である。その相手は国であり、製薬会社であり、医療機関であり……そこには、私の想像を超えた過酷な「闘い」があった。

目次

2章 立ち上がった患者たち

3章 「本当のことを知りたい」――遺族たちの思い

4章　少年たちの夢と未来を奪ったのは誰か？

5章　医学と利益相反――我々を守ってくれる「専門家」はどこに？

6章 コロナ禍が浮き彫りにした「政治と行政の歪み」

7章　新型コロナの3年は、日本をどう変えたか？

＊おことわり
取材させていただいた方のプライバシーを守るため、写真では、顔がわからないように一部修正させていただいている場合があります。

また、年齢に関しては、取材時のものです。

デザイン　八田さつき
DTP　　　山口良二

1章

「ワクチン後遺症」と闘う人たち

ギラン・バレー症候群に自由を奪われた主婦

「顔出し、実名で取材してください」という申し出の真意は？

その取材は、番組あての一通のメールから始まった。

CBCテレビの「ワクチン後遺症」の特集を見て送ってくれたようだ。連絡を取り、取材の日程を決め、撮影について説明すると、彼女から意外な答えが帰ってきた。

「顔を出して、実名で伝えてください」というものだった。

ワクチン接種がスタートした2021年当初は、接種後の長期にわたる副反応について、カメラの前で顔を出して語ってくれる人はほとんどいなかった。

私が取材した人の中には一人もいなかった。

お察しの通り、その代償があまりにも大きいと感じる人がほとんどだったからだろう。

折しも、「ようやく、ワクチンという救世主が現れた」という意識が強い時期で、1回目から2回目へと向かうタイミングともなれば、ワクチン接種熱は最高潮。

ワクチン接種に水を差す一切の情報は、たいていの人の意識の中で封印されていたのではないだろうか？

しかし2022年に入ると、複数回ワクチンを接種した人も増え、接種後の体調不良に関して、全てをさらけ出して実名で語る人が出始めた。

理由は、「自分は何ひとつ悪いことをしたわけではない」「これは紛れもない現実であり、実名なら、よりリアルに説得力を持って伝えられるから」というものだ。

この女性も全く同じ理由で、「顔出し・実名取材」を申し出てくれたのだった。

付け加えるなら、「顔見知りのご近所にも、私の現状を知っておいてもらったほうが生活しやすい」という理由も語っていた。自分の言葉で説明するよりも、テレビで状況を理解してもらうほうが、説得力も増して信じてもらえる。「自分だけがわがままを言っていると思われる誤解を避けられる」のではないか、という淡い期待もあったようだ。

名古屋市内に住む曽我奈緒美《そがなおみ》さん（当時48）の自宅に向かった。

玄関ドアを開けると、彼女はそこに立って出迎えてくれていたのだが、何か違和感を覚えた。立っているのだが、体がユラユラと左右に少し揺れていたのだ。

そして、ほどなくして壁に手を添えた。

私を招き入れ、廊下を歩く姿を見て、さらに驚いた。

私が目の当《ま》たりにしたのは、壁伝いに上半身を左右に揺らしつつ、足を一歩一歩窮屈そうに押し出すようにしながら、ゆっくり、ゆっくりと進む彼女の姿だった。その歩く姿は、とてもぎこちなく見えた。彼女の身の上に、いったい何があったのだろう。

接種後2週間目の大異変。首から下が全く動かない

2021年7月1日、曽我さんは1回目のワクチンを接種した。

彼女は当時、保育士補助の仕事をしていたこともあり、職域接種でモデルナ社製ワクチンを打つことになった。

園児への感染も危惧されていたし、当時はワクチンを接種することに対する疑問はみじんもなかったという。接種後にも特に異変はなく、それまで通り普通に生活していたが、実は異変は徐々に体を蝕《むしば》んでいたのだ。

最初は手足の痺《しび》れが起き始め、次いで歩行が困難になっていった。

「もしかしたら、あれに関連した病気かも?」

彼女は、手足にそれまで経験したことのない痺れが出てから、自分の体に押し寄せつつ

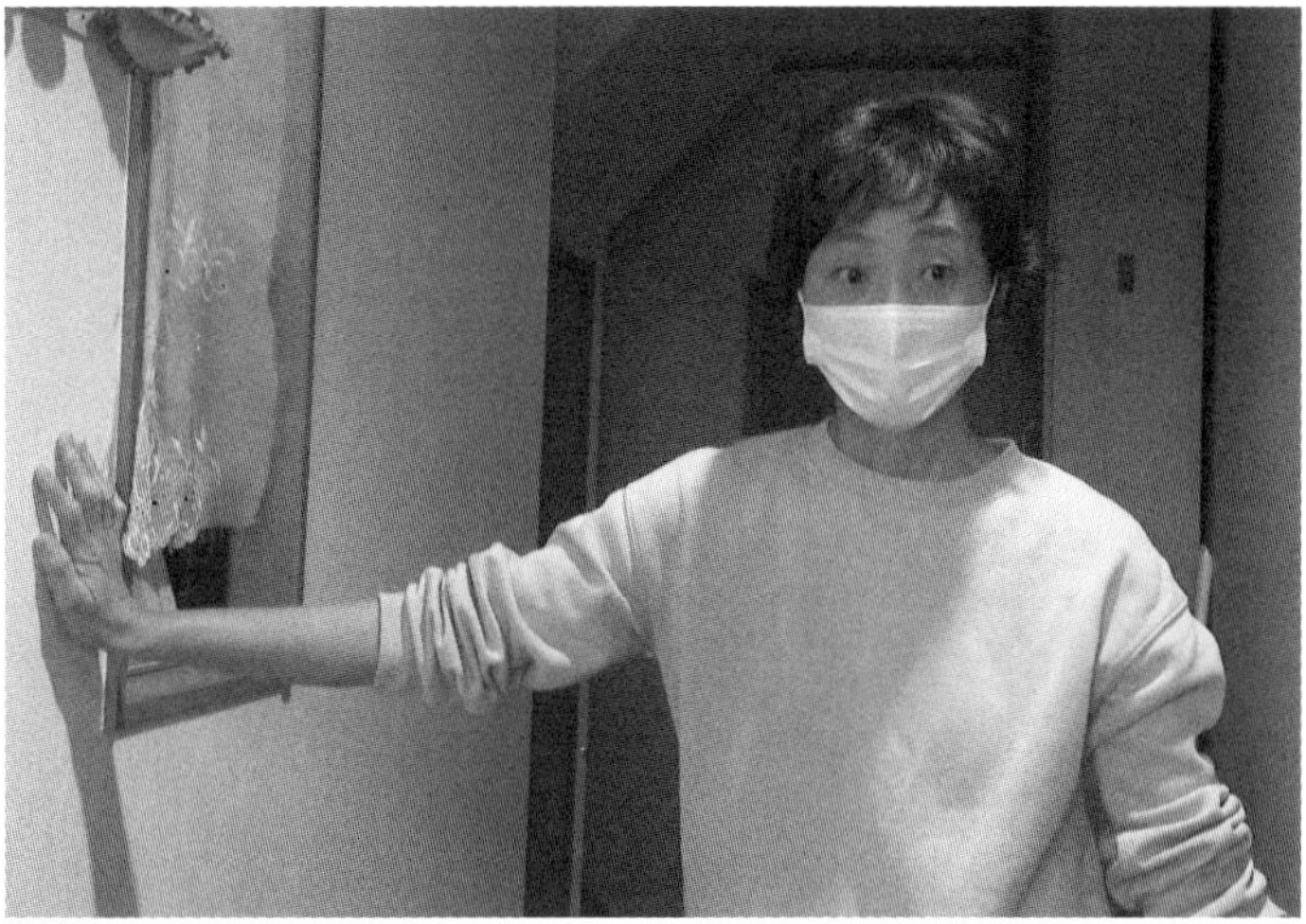
玄関で出迎えてくれた曽我さん。

ある不調の原因について、インターネットで調べ始めていた。

最初は、症状が悪化するスピードが比較的遅かったことが幸いしてか、まだ、自分の身の上に起きていることを調べる余力が残されていたという。

しかし、7月15日に状況は一変する。首から下が急に、全く動かなくなったのだ。首も、左右に少し振ったり動かしたりできる程度で、可動域も極端に狭くなった。

ワクチン接種から2週間が経過していた。

突然体を襲った激しい異変で、曽我さんは死を意識したという。恐怖から、救急車を呼ばずにはいられなかった。首以外は全く動かぬまま救急搬送された彼女は、そのまま緊急入院することになった。

診断結果は、ギラン・バレー症候群。

彼女は「やはりそうだったか」と思った。彼女がインターネットで検索して予想していた通りの結果だった。

ギラン・バレー症候群とは、免疫が自分の神経を攻撃し、手足に力が入らなくなってしまう病気で、脳や脊髄という中枢神経ではなく、中枢神経から全身に広がる末梢神経に障害を起こすものだ。彼女は、自分の身体に起きている症状はギラン・バレー症候群だと確信していた。

手足の痺れ方はもちろん、接種して3日後に下痢をしたという。その初期症状も、ギラン・バレー症候群のそれと一致していた。なぜこのような病が突然発症したのか？

ギラン・バレー症候群は、インフルエンザやデング熱など、ウイルスや細菌による感染症でも発症するとされるが、それらの感染症ではなかった。

思い当たる節は、新型コロナワクチンの接種しかないと曽我さんは確信していた。ところが診断した医師は、ワクチンとの因果関係があるかどうかについては、極めて慎重な意見だったという。

つまり、ワクチンの可能性も否定できないが、因果関係はわからないと判断したのだ。

彼女は、このモヤモヤした状態の中で治療に入った。原因不明の病気で完全な治療法は確立していないものの、彼女の体は少しずつ首以外も動くようになっていった。そして、入院から数カ月経過した頃からリハビリに入った。

自由が利かなくなった自分の体。自分の体でありながら、自分の体ではなくなってしまった絶望感。それでも、彼女は諦めなかった。かつての自分を取り戻すために。

手も足も、自分の意思で動かせなくなった絶望

リハビリは、まずは、歩くことから始まった。しかし、初っ端から絶望を味わうことになる。歩行訓練をするにも、そもそも歩き方が全く分からなかったという。足を前に押し出すには、どうすればいいのか？　人間が進化の過程で手に入れた二足歩行を忘れてしまったかのように、歩くことができなくなった。

また、手を顔に近づけようとすると、手は急に肩の後ろに引っ張られた。思うように顔すら触ることができなくなったのだ。柔らかいものを優しく掴む感覚も忘れた。ロールパンを手にした時、自分の目の前で信じられない光景が広がった。自分の意思とは裏腹に、フワフワのパンを自分の手のひらが勝手に鷲掴みし、潰してしまったのだ。

一切、抑制の効かない筋肉。脳からの指令が届かない、もはやコントロール不能の体になってしまったのだ。これがギラン・バレー症候群の現実であり、怖さでもあった。

彼女は、失った感覚を取り戻そうと必死だった。モノを掴もうとしても、どのくらいの強さで握ればいいのか分からなくなったため、「この程度の柔らかさなら、これくらいの握力で握ればいい」と、パンからマグカップまで、硬さに合わせて握り方をイチから体にインプットした。日常生活に必要な感覚の記憶を、ゼロから体に叩き込んだのだ。

私が聞いた限りでは、リハビリは壮絶を極めたと言っていい。しかし、当の本人は全く異なる思いを抱いていた。彼女はリハビリについてこう話したのだ。

「忘れた感覚をひとつひとつ習得できて、嬉しかった」

自分に置き換えて考えてみた。私なら、これまでは普通にできていたことが突然できなくなったもどかしさ、無力感に苛まれ続けるだろう。しかし、彼女は違った。「できなくなった」ではなく、「できるようになった」と前向きに捉えていたのだ。

「今日はあれができるようになった、これができるようになった」と考えることのできる強さ。このポジティブな考え方は、突然別人のようになってしまった母親に不安を抱き、嘆いていた子どもたちをずいぶんと安心させたに違いない。

支え続けてくれた家族たち

彼女には、4人の子供がいた。23歳の長女から、末っ子は中学生の次男だ。中学生とはいえ、まだまだ手のかかる息子だったが、一番上の娘が食事の世話など身の回りの面倒を見てくれていた。

しかし、その最愛の家族に5カ月もの間、会うことが叶わなかった。それが、コロナ禍の残酷さであり恐ろしさだ。彼女が入院し、リハビリに励んでいた時期は、ちょうどコロナ禍に入った二年目の夏から冬にかけてに当たり、特に面会などの制限が厳しかった。

医療機関では、もしクラスターが発生したら患者の命に関わるとして、面会は厳しく禁じられていた。たとえ危篤状態であっても家族の面会が許されず、一言声を交わすことも、一日会うことすらかなわず、永遠の別れをしなければならなかったという例をいくつも聞いた。

コロナは、家族との最期の時、最期のふれあいまでをも奪ったのだ。

2021年の年末、ようやく退院が許された。救急搬送からリハビリを経て、半年ぶりに我が家に戻った。それは、コロナ禍の制限に阻まれて会えなかった家族との久しぶりの対面を意味していた。働きながら、家事もこなしていた彼女は、以前のような、妻、そして母親ではなくなった。それでも、夫や娘らが、その分をカバーし、支えてくれた。

お互いに対する感謝の気持ちが強いので、家族の結束は固く、理解もあったと夫は教えてくれた。

自宅に戻っても、かつてのような暮らしはできない。だから、日常生活に必要な動きをひとつひとつ再確認しながら初めて学ぶことのように手に入れていった。

彼女は自分の境遇を悲観することなく、リハビリによって自分ができるようになった動きを自慢してくれた。あれもできるようになった、これもできるようになったと。

退院後、できるようになったひとつを披露してもらった。

彼女は、窮屈そうにペンを持ち、紙に一筆一筆、慎重に、字を書き始めた。漢字を覚えたての子どもが書くように。そこには「曽我奈緒美」と記されていた。

一番書き慣れた名前。しかし、書き上げるまでに、1分12秒かかった。

「何とか名前も書けるようになりました」と、それを誇らしく見せてくれた曽我奈緒美さん、夢は保育士になることだという。

保育士補助の仕事をするうちに、自分でも資格を取りたいと思い立ったが、ギラン・バレー症候群になり、夢はまだ叶っていない。

「知識を問うような試験はまだいいけれど、今はもうピアノなどの実地テストが難しいです」と俯《うつむ》きながら教えてくれた。

彼女が、保育士になり、子供たちと戯れる日はいつになるのだろうか。

今日も、忘れてしまった動きを取り戻すべく、懸命にリハビリに励んでいる。

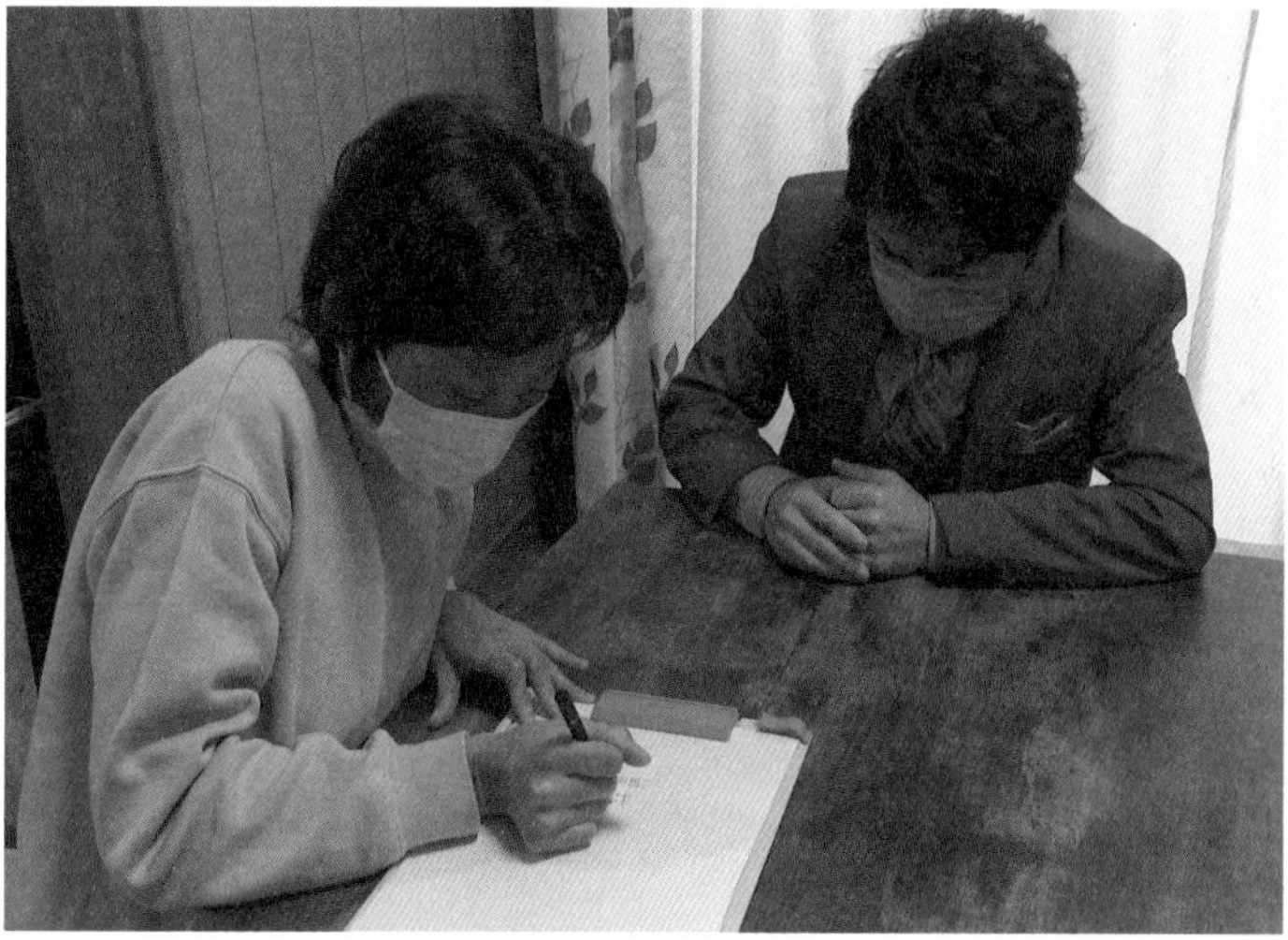

自由の利かない手で必死にペンを持つ。

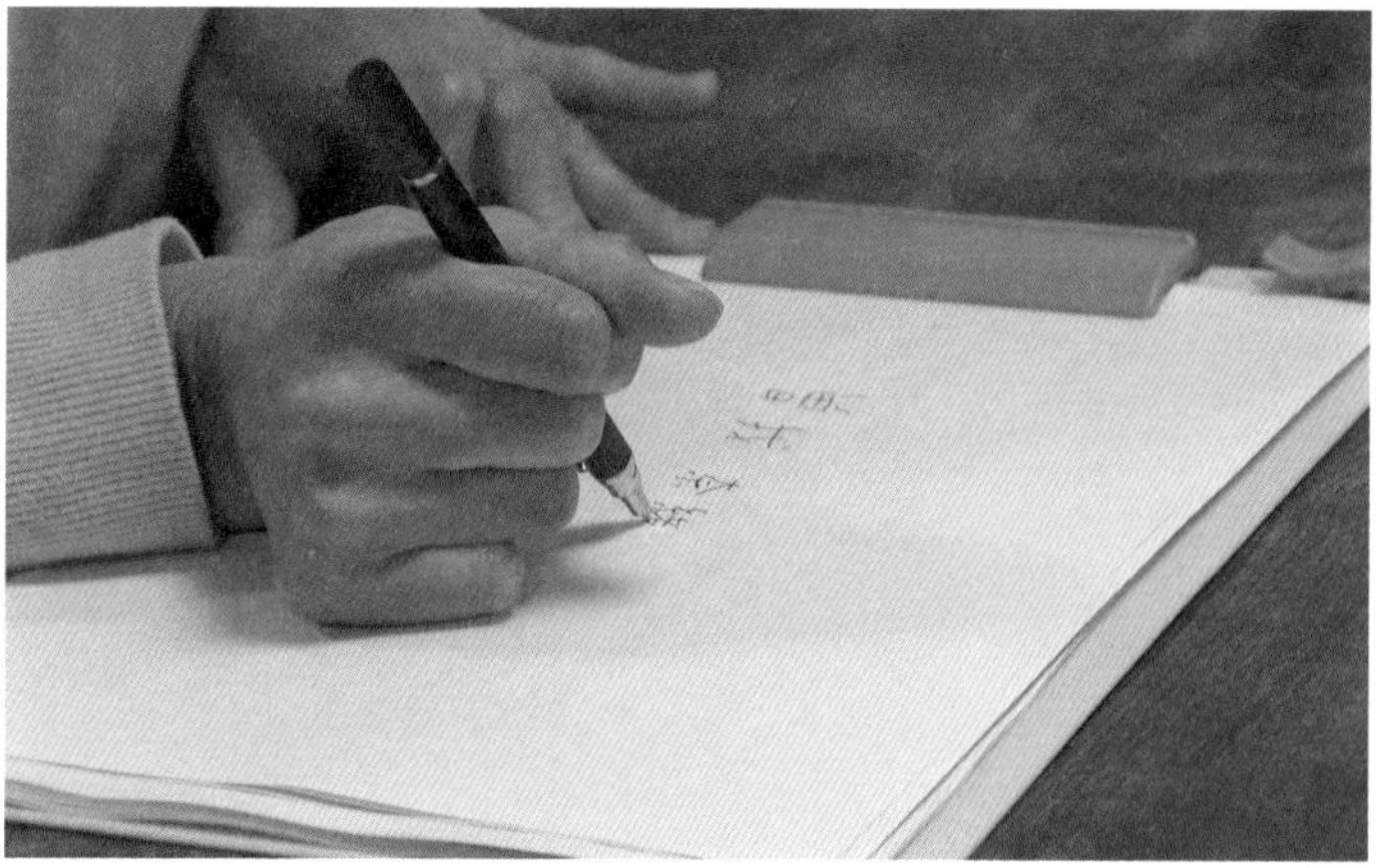

書き上げるまでに1分12秒。

「生徒のために」と打ったワクチンで寝たきりになった教師

その人は、和室に敷かれた布団の中でずっと横たわったままだった。インタビュー中も寝たままの状態で、私の質問に答えてくれた。これまで多くの人にインタビューしてきたが、この態勢でマイクを向けたのは初めてのことだった。

寝たまま……正確に言えば、起き上がることができないのだ。短い時間、少しだけ体を起こすことさえしんどいくらい、その人の体は深く蝕《むしば》まれていた。

関西地方に住む50代前半の女性で、職業は高校教師。

和室で会うなり「申し訳ありません」と我々に謝罪した。

「本当ならお出迎えし、お茶でも出さないといけないのに……」と恐縮していた。

病床に臥《ふ》していても、律儀でしっかりとした女性であることは、その受け答えや雰囲気で十分すぎるくらい理解できた。

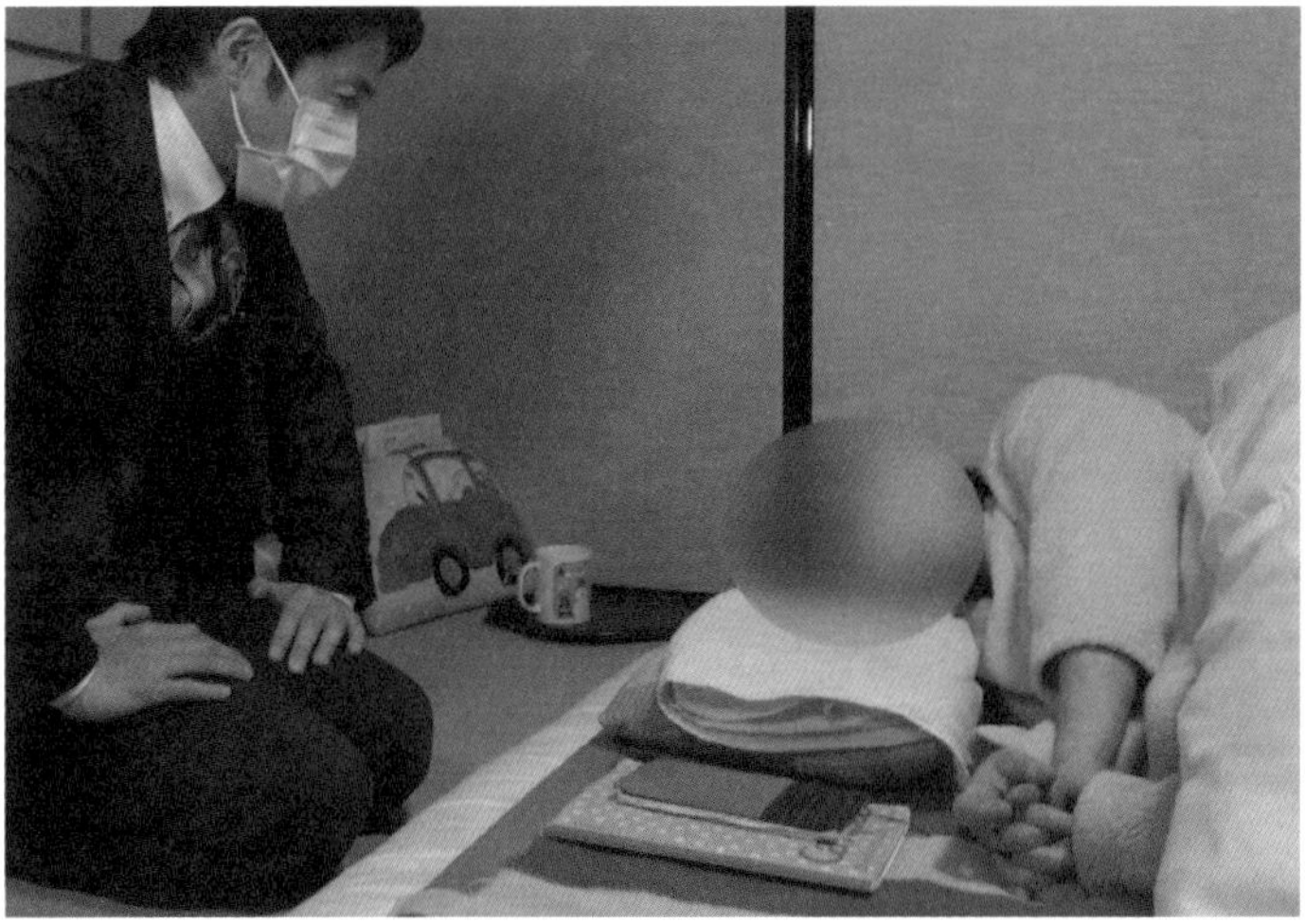

布団に寝たままでインタビュー。

彼女がワクチンを接種したのは2021年9月4日のことだった。

受験生の担任をしていたため、「自分がワクチンを接種しない」ことによって生徒たちに迷惑をかけてはいけないという意識があった。受験生の担任の矜持《きょうじ》と責任感ともいうべきか。

同僚教師たちが、当然のように接種していたことも彼女を後押しした。

しかし、この選択が、自身から健康と当たり前の生活を奪ってしまうことになろうとは想像もしなかったという。

ひどい苦痛なのに、検査では「異常なし」。「心の問題だね」の辛さ

異変は、接種の翌日から起き始めた。

しかも、今までに経験したことのない、想像さえつかない症状に襲われた。

激しい頭痛、そして立っていられないくらいのめまい、さらに体に力が入らないという三重苦。あまりの苦痛に救急車を呼び、緊急で検査入院することになった。脳のＣＴ、ＭＲＩ、心電図、血液検査など、調べられることはすべて調べたという。

そして、出された検査結果は「異常なし」。これこそ、まさにワクチン後遺症患者が必ず通る道だ。１カ月にわたって入退院を繰り返し、その後も病院を転々として、最終的に出された結果は、「どこも悪くない。うつ病、心の問題だね」というものだった。これもまた、後遺症患者の検査の終着駅だった。

2021年9月4日

1回目接種（ファイザー）
翌日からめまい、頭痛、体に力は入らないなどの症状が出現
→検査入院「異常なし」

新型コロナワクチン接種後、重い後遺症に見舞われた患者たちのほとんどは、病院に行っても医師に症状を理解してもらえず、原因不明として「たらい回し」を受けるケースが多い。しかしその最中にも、彼女の体では異変が次々と起き、加速していった。心臓痛、胸痛、動悸、息切れ、頭痛、めまい、不眠……さらに、体に力が入らず、握力もなくなったため、食事の時に箸すら持てなくなった。歩くことができないので、トイレに行くにも這って行くようになっていた。一時、這って動くことすら困難な時があったので、トイレの前に布団を敷いて生活していたという。

息子には「お母さん、死なないよね？」と言われてハッとするも、母として何ひとつできない自分が情けなくてしようがなかったと話しながら、彼女の目からは涙が止めどなく流れ、頬をつたっては枕にこぼれ落ちていた。

私は、彼女の姿を見ながら、「この人は、何度泣いて枕を濡らしたことだろう」と、思いを巡らせた。

ワクチン接種前日までの彼女の話をしよう。学校の先生を生業としていた彼女は、生徒たち誰からも好かれる元気系の先生だった。わずか数カ月前までの指導風景を収めた動画と、生徒からのビデオレターを見れば、それはすぐに理解できた。

また、息子にも「元気過ぎるぐらい元気だった」と言わしめるほど、いつもハツラツとした先生であり、母親だったのだろう。そんな人が、ワクチン接種を境に突然別人になった。彼女の言葉を借りれば、あの日を境に人生が変わってしまったのだ。

なぜ私はワクチン接種をしてしまったのだろう。深い後悔の日々の中、子育てや仕事ができない絶望と、このまま寝たきりが続くのか？　という将来への不安がよぎっていた。

不安と絶望ばかりの日々に、差し込んだ「希望の光」とは？

そんな彼女に、希望の光が少しだけ差した。ワクチン後遺症の患者を何人も診断していた兵庫県尼崎市《あまがさきし》にある長尾《ながお》クリニックの長尾和宏《かずひろ》医師（現、同クリニック名誉院長）と出会ったのだ。長尾医師は、これまでの経験から、これはワクチン接種による全身機能低下であると診断した。

そこからは、手探りの治療がスタートする。なにせワクチン後遺症の治療法など、世の中に存在しない。ステロイド、イベルメクチン、漢方、鍼、お灸など効きそうなものを試しているという。少しずつ改善は見られるものの、一進一退を繰り返している状況だった。

長尾医師はこう話す。

「ワクチンを打って、次の日、またはしばらくしてから症状が出る。明らかに打ってから変わった。これが一人だけならともかく、50人以上もいる。これは、もうワクチン接種との因果関係はあるということになる」

国にはワクチン接種の副反応疑いを申告していたが、当時は未だ〝全く〟認定されてはいなかった。

彼女の心配事は二つあった。一つは、職場復帰ができるのかどうかだ。しばらくは、休職扱いになるが、長引けば退職を余儀なくされることも考えられたからだ。しかし、学校という職場で、受験を控える生徒に感染させてはいけないという理由から自分の意思に反して接種した彼女が、こうした形で職を奪われることがあっていいのだろうか。

二つ目は、自分の体のことだ。最初に取材した時に、すでに半年以上続いてきた体の異常。最近は、特に心臓の痛みが強くなってきたという。たまに入浴する時に、このまま心筋梗塞などの心臓の病で死んでしまうのでないかという恐怖が襲ってくるというのだ。そんな現実と先行き不安から、彼女はすでに遺書も書き上げているという。

だが、果たして彼女に落ち度はあったのだろうか? いや、あろうはずもなかった。

母親が寝たきりに追い込まれた。それを間近で見ていた息子は「可哀想だなと思っています。ずっとずっと早く治ってほしいと願っています」と語ってくれた。

最近は、自分がいつも寝ているばかりなので息子がゲームしかしなくなってしまったと嘆いていたが、息子が自分のことを心配してくれていることを知り、今度は喜びの涙を流した。「あの子、あんな風に思ってくれてたんや。初めて聞いたわ」

これまでは、きっと普段の会話でそんなことを話す機会も余裕もなかったのだろう。息子に取材した後、嬉しそうに語る彼女を見て、辛く切ない取材だが、ほんの少しだけ親子関係に貢献できたのかもしれないと感じた。

それにしても、彼女は今後どのように暮らしていくのだろうか？　今は、実家で両親の世話になっているが、もはや二人ともに高齢で、このままでは迷惑をかけてしまう。それでは申し訳ないと、寝たきりのまま自立する方法を模索することにした。

まず、介護ヘルパーをつけてもらうために介護認定を受ける手続きに入った。ところが、ここにもまた、ワクチン後遺症では乗り越えられない壁が存在していた。

ワクチン後遺症という病は国に認められていないため、介護認定は受けられない。

だから、自分の意思に反して「精神疾患」として介護認定を受けることにした。

2023年の正月から大阪の実家を離れ、息子とともに兵庫で暮らすことに決めた。日常生活を一人で送ることは困難なため、要介護4の認定を受け、ヘルパーが身の回りの世話をしてくれることになった。誰にも気兼ねなく暮らせる日々を手に入れたことは進歩だったが、解せないことは他にもあった。ワクチン後遺症を国が認めていない以上、ワクチン後遺症に対する介護では、介護保険は利用できないというのだ。

それが、この日本という国の現実だ。

魂を伝えるオンライン授業

2023年の2月、再び彼女を取材することになった。きっかけは、彼女からの電話だった。「教師としての最後の授業になるかもしれない」そんな連絡をいただいた。

彼女にとっての最後の授業……学校との雇用継続については交渉が続いていたが、そろそろ結論が出てもおかしくないタイミングでもあったためか、自分の中で「最後かも」と感じていたようだった。

その授業内容を聞いて驚いた。高校2年生向けの保健の授業で、テーマは「薬害」についてだったからだ。同僚の教諭が考えたテーマと聞いたが、授業とはいえ、公の場で新型コロナワクチンと薬害を結びつけることは異例でもあった。授業は、体調も考慮してリモートで行われることになった。

授業当日に自宅を訪れると、いつものように寝たきりのままで、体調も芳《かんば》しくはない様子だった。ただ、久しぶりの授業と教え子の存在による高揚感のためだろうか、テンションは少し高めに感じた。

自宅には、女子大学生が３人来ていた。３人とも高校時代の教え子で、たまに身の回りの世話に来てくれるという。高校3年生の時の担任だった先生が、ワクチン接種を機会に体調を崩し、学校に来られなくなった。担任をしていたのは実質わずか半年だったというのに、今でもこれだけの親交があることに、私は感動した。よほど関係が密で深かったのだろう。また、先生としても、生徒によほど愛されていたのであろう。

いよいよオンライン授業が始まった。彼女はなんとか全力で起き上がり、パソコンの前に座った。すると不思議なことに、いつも倦怠感で押しつぶされそうだった彼女が、シャキッとし始めた。表情は引き締まり、口調も力強くなった。パソコン上ではあったが、久しぶりに教壇に立った彼女は、それまで取材させてもらっていた人とは別人となっていた。眠っていた細胞が覚醒したかのように、ハツラツとして見えた。

これが本来の姿だったのか。そして、この姿を奪ったのは、やはりワクチンなのか。

彼女は、生徒らにワクチン接種後に自分の身に起きた経緯を淡々と語り始めた。ただ、寝たきりになってからの心情の変化を語っている頃には涙が溢れていた。授業でも、彼女は頭ごなしにワクチンを否定していたわけではない。ワクチンを接種した後に、自分のように体調が悪くなっている人がいる。そのことに理解を示してほしいというものだった。

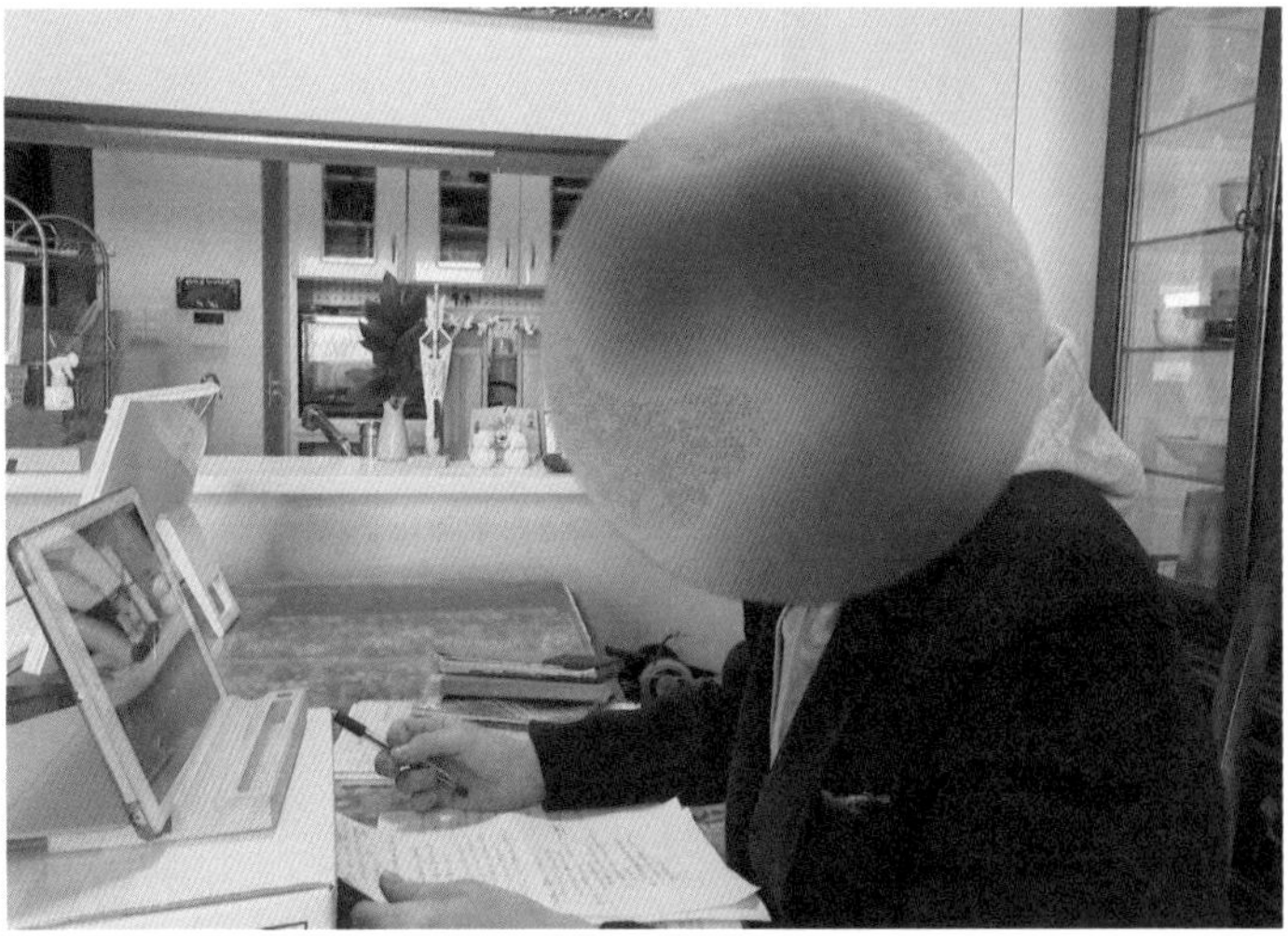

オンライン授業のためにパソコンに向かう。

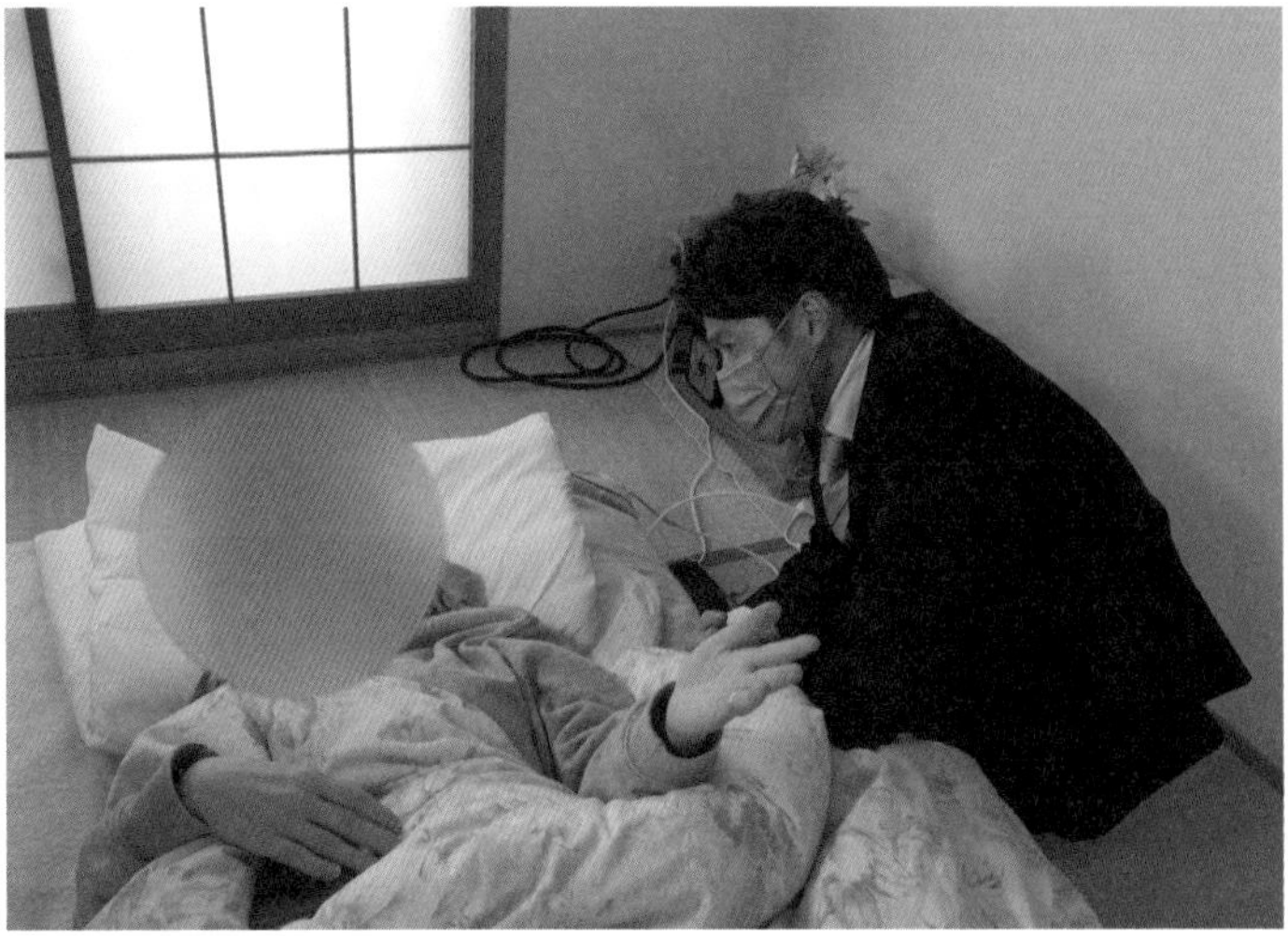

授業が終わり、疲れ果てて横になる。

もちろん、児童や生徒の中にも同じような苦しみを抱えている人がいるかもしれない。学校現場でも、保護者もワクチン後遺症に対して理解を示してほしいと訴えた。また、薬剤師でもある彼女だからこそ、伝えられることがあるのではないかと、パソコン越しにいる生徒らを真っ直ぐ見つめて、真実を伝えようとする姿は、先生そのものだった。彼女の熱い思いだけでなく、生徒らに愛される理由も分かったような気がした。

2023年の年末、ある一枚の写真が送られてきた。その写真に目を奪われた。寝たきりだった女性が、スーツを着て、写真の中で元気そうにしていたからだ。体調が少しずつ上向きになり、ようやく車椅子や杖の生活を卒業したという。まだ、体力が十分には回復していないため、あまり歩けないそうだが、ついに車の運転も再開できたという。メッセージにはこう書き加えてあった。

「世界が広がり、生きていることの素晴らしさを実感しております」

一時は、以前のような生活を完全に奪われ、母親としての役目を果たせない自分を責め続けていた女性。大好きな生徒にも会えず、大好きな職場にも行けず、受験生たちを最後まで見届けられなかったことを悔いてばかりいた女性。毎日、ただひたすら天井を見つめるだけの生活の中で、生きる意味を見失っていた女性。

その人が今、再び自分の足で人生を歩み始めたというのだ。

悪夢のワクチン接種から、2年4カ月が経過していた。

これからは、この寝たきりの期間に感じたことを多くの人に伝えていきたいという。

患者をたらい回しにせず、医師は診察をしてほしいし、学校現場にも理解を示してほしいという。裏を返せば、そのことに対する無理解にとことん苦しんだということでもあったのだ。

遺書まで書き、死を覚悟していた彼女。以前、「あなたを追い込んだものは何でしたか？」と聞いたことがある。彼女は私を見つめ、迷うことなく即答した。

「紛れもなくワクチンですよ」

確信を持った答えに見えたが、厚労省によれば、彼女のケースも「評価不能」になってしまう。このギャップはいつになったら埋まるのか。

問題は今も先送りされたまま、歳月ばかりが流れていく。

主治医の強い勧めで接種し、重い障害が

あなたがワクチンを接種した時、誰かに相談しただろうか。厚労省は、高齢者や基礎疾患のある人、接種が心配な人は身近な医療機関や主治医に相談するよう指導している。それに倣って我々も報道してきたが、それは全ての医療機関や医師らが厚労省の情報を共有していることが大前提になる。

今から紹介する人は、その情報が共有されていなかったことで、またはその情報を知っていても、それに沿った対応をしなかったことで体調が悪化したケースとも見られるのだ。

2023年10月、愛知県春日井《かすがい》市に住む50代の女性の自宅を訪ねた。

マンションの一室のドアフォンを鳴らしたが、なかなか応答がない。

しばらくして、ようやくドアフォン越しに「鍵はかかっていないのでそのまま入ってきて下さい」との返事があった。ドアを開けて、その理由がわかった。

彼女は四輪の歩行器の取っ手に両手を添えた状態で出迎えてくれた。室内を歩く時は歩行器、外出する時は車いすというのが基本の生活になっていた。足が不自由になり、玄関先まで来て出迎えることができなかったというわけだ。

促されるまま、室内に入る。リビングには大きめのソファがあり、そこが日中のメインの居場所であるようだった。歩くことが困難なため、その席の周辺には、タオル、乳液、薬など日常生活で必要な身の回りのものが全て配置されていた。

そのなかにはスマホ専用のスタンドも、ソファの脇のテーブルに備え付けられていた。なぜか？　実は彼女は足だけでなく、手にも障害が出ていて、握力がほぼゼロに近い状態なのだ。つまり、左手でスマホを握って操作することもできないため、そのスタンドを使うことで、なんとか連絡を取り合っていた。

2021年の8月に、1回目のワクチン接種を行った。薬剤はファイザー製だった。接種直後から、副反応が高熱という形で現れた。39度の高熱が一週間も続いたという。その3週間後、予定通り2回目のワクチン接種に踏み切った。再び直後から39度を超える高熱が一週間続いた。ここまでは1回目と同じ副反応だったが、2回目はさらに別の症状が出てきた。全身に湿疹ができ、右手の動きが悪くなり、字を書くのも、箸を持つことも

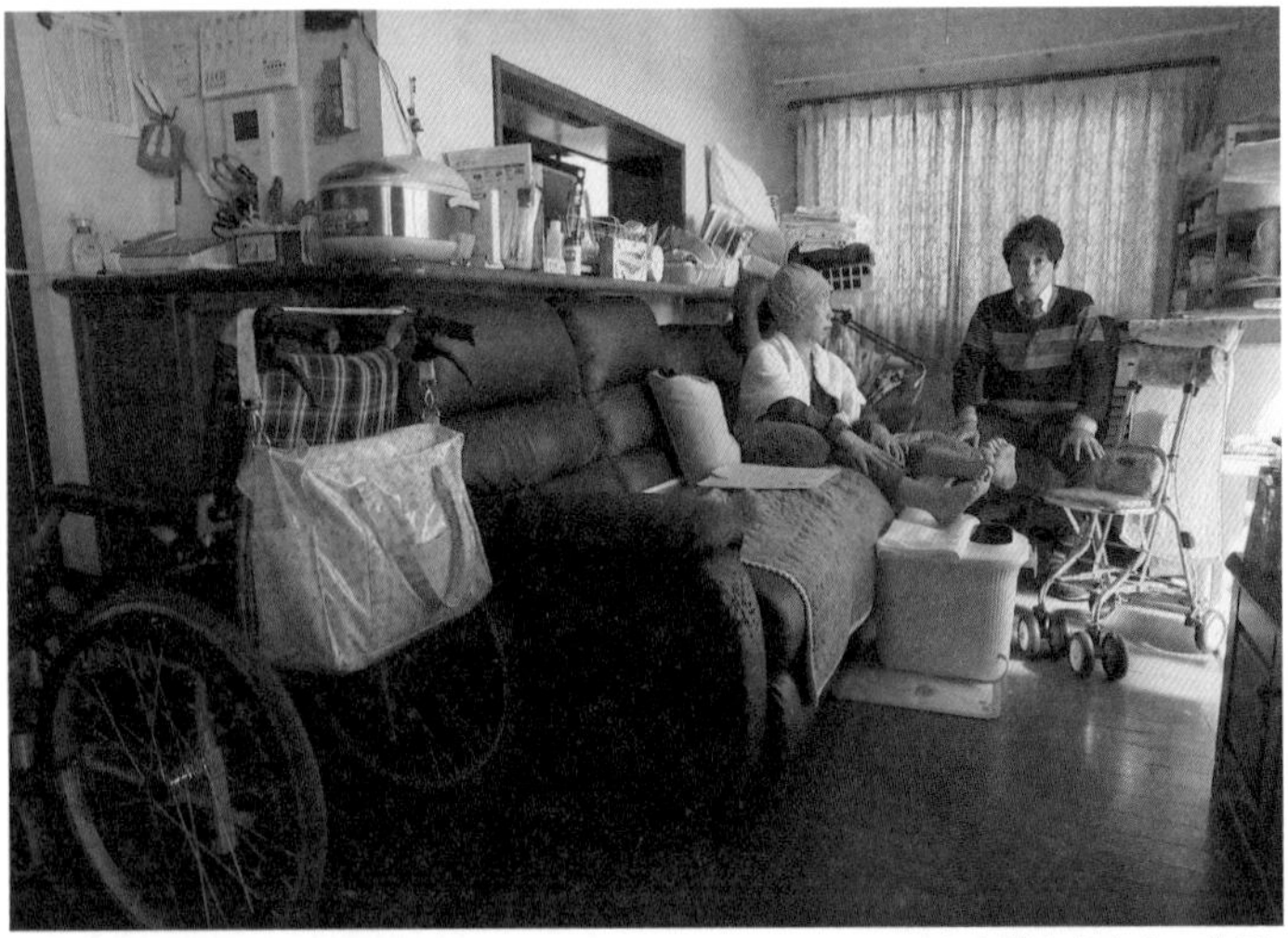
ソファから離れられない生活。

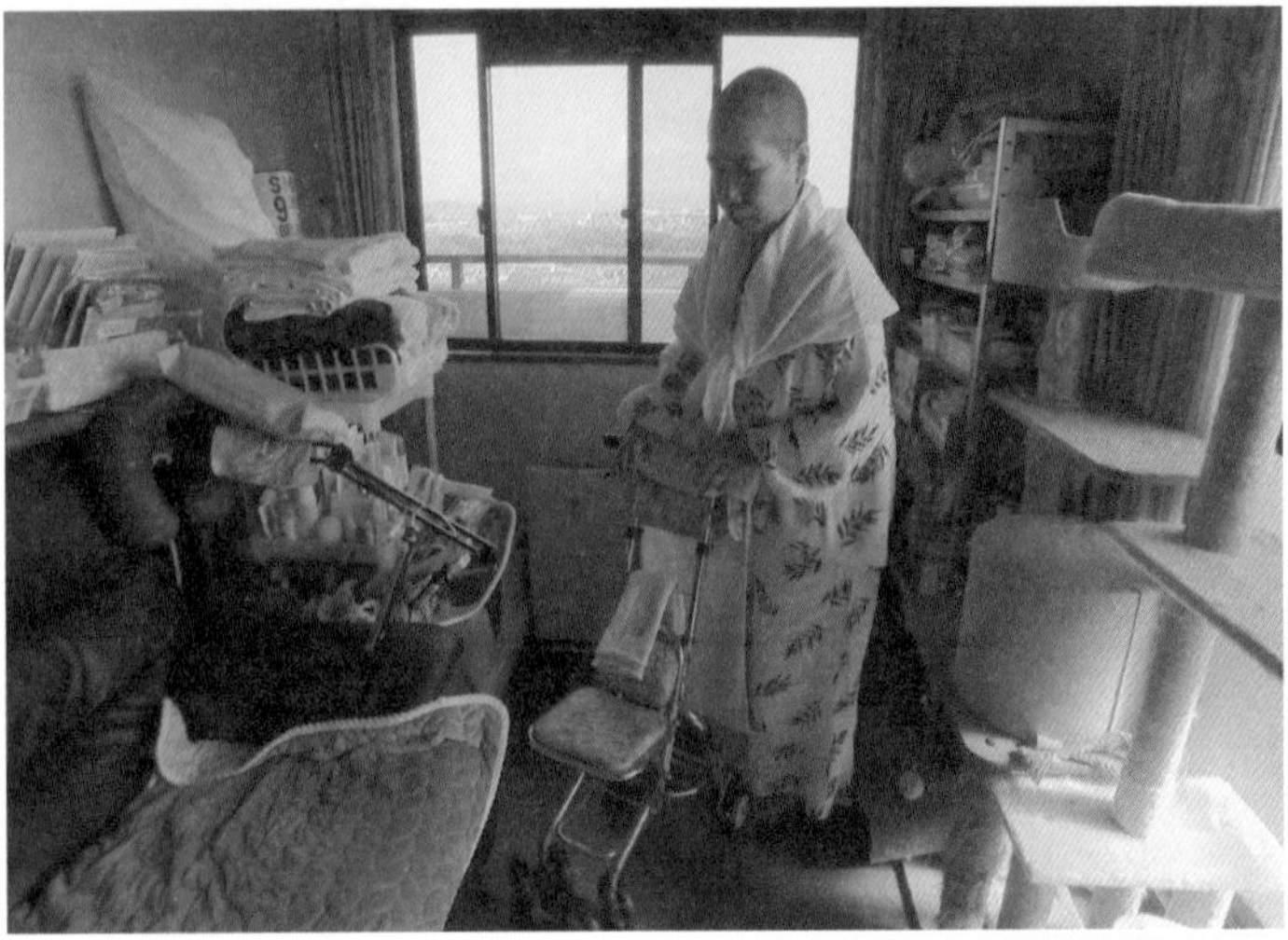
室内移動にも歩行器が手放せない。

難しくなった。

ワクチンによる副反応であることは明らかで、こうした症状はますますひどくなり、体調を悪化させていた。

しかし、その半年後の2022年3月、彼女は3回目のワクチン接種を選択してしまうのである。実際は本人が積極的に希望したわけではない。打つように促されたのだ。

2021年8月	1回目のワクチン接種 ↓高熱
2021年9月	2回目のワクチン接種 ↓高熱、湿疹など
2022年3月	3回目のワクチン接種 ↓高熱、線維筋痛症など

当時、彼女は首を痛めていて、頸椎ヘルニアと診断されていたため、ある病院の整形外科に通院していた。その主治医が「今はコロナも流行っているので、ワクチンを接種してもらわないと医療機関としては困ります」とワクチン接種を強く勧めてきたのだ。

医療機関としては、他の患者に感染が拡がり、院内クラスターが起きてしまってはいけないという危機感もあったのだろう。

3回目の接種を受ける直前の問診でも、彼女は接種への強い不安を口にしたが、「熱は出ると思うけれど、大丈夫だから」と言われ、接種を促された。

そこまで強く勧めるのだからと、彼女はしぶしぶ3回目の接種をしたという。

日常的な痙攣や激しい脱毛も

しかし、この選択が彼女の人生を一変させてしまった。接種直後から、これまで以上の激しい副反応が体を襲ってきた。40度を超える高熱が2週間も続き、全身に激痛が走る。「線維筋痛症」と診断された。足には力が入らなくなり、歩行困難に陥ると同時に、手にも力が入らなくなってしまった。頭部にも異変があったという。

取材中、気になっていたことが二つあった。一つは、足の親指が常にピクピクと痙攣していたこと。これは、接種後から始まった副反応で、本人の意思とは関係なく動いてしまう不随意運動だった。

二つ目は、彼女が被っていたニット帽の理由だった。センシティブな内容なので聞くのもためらったが、接種後から自慢のロングヘアの髪の毛が抜け始め、脱毛の進行が速かっ

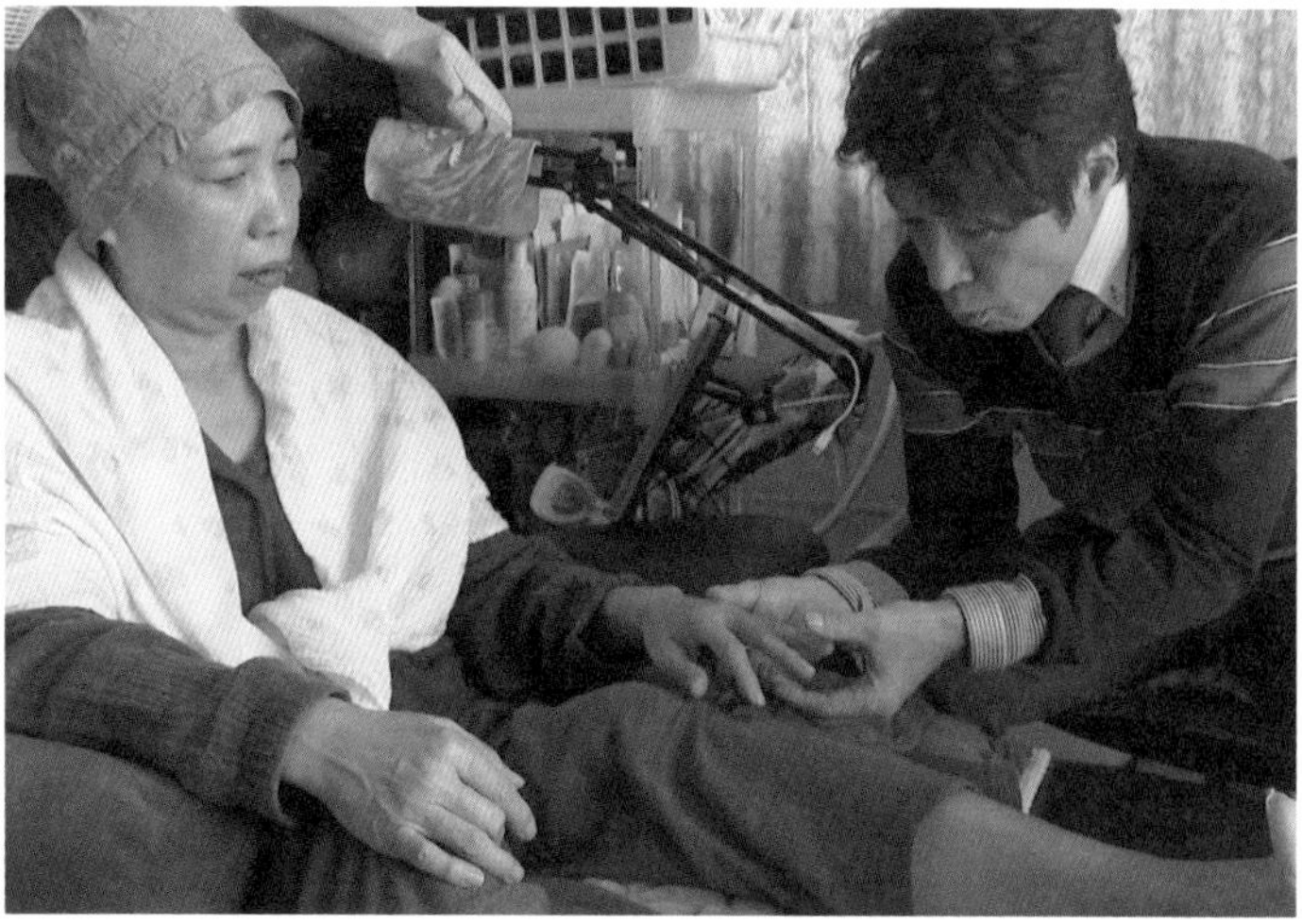
接種後に始まった脱毛。握力はほぼゼロとなり、物を掴めない。

ためため、丸刈りにしたのだと教えてくれた。まさに、頭のてっぺんからつま先まで、多岐にわたる症状が出ていた。

　では、この症状について、各医療機関はどう診断したのだろうか。

　実は4つの医療機関が、彼女のケースをワクチン接種後に起きた長期にわたる副反応で体調が悪化した「ワクチン後遺症」と診断したのだ。

　通常はなかなか認められないワクチンとの関連性を、しかも4つの医療機関が認めているという点は異例だ。その中の一つ、愛知県春日井市《かすがいし》にある早川鈴木クリニックの早川恵理《はやかわえり》医師を取材した。自分のクリニックでもワクチン接種を勧めてきたという早川医師が、彼女を「ワクチン後遺症」

と診断した理由を私も知りたかったからだ。

彼女は理路整然と診断理由を述べた。一つは、ワクチンを打った直後からすぐに体調悪化が始まっていること。二つ目は、調べても他に思い当たる病気が見つからないこと。三つ目は、彼女の諸症状からワクチンの副反応と考えられるという点だった。

私がワクチン後遺症と診断した決め手はないのか？　と聞くと、こう説明した。

「この症状が出れば、ワクチン後遺症と確定診断する基準はないので、他の病気を除外して、全体の経緯から判断して、ワクチン後遺症と診断したのです」

やはり、現段階では接種前と接種後の体調の急激な変化などの経緯、つまり状況証拠からしかワクチンとの関連性を判断できないのというのが、現場の臨床医の答えなのだ。

診断によれば、三回目の接種後にワクチン後遺症になったという女性。

しかし、私がこの事例で指摘したいのは、それまでの過去二回の接種後、すでに様々なSOSのサインが出ていたにもかかわらず、主治医が、つまり医療機関側が彼女にワクチン接種を強く勧めた点だ。

では、厚労省はどんな情報を医療機関や国民に周知しているのか。

調べてみると、厚労省のホームページにも明記されていて、医師だけではなく、誰もが閲覧できる形になっている。そこには、Q＆A形式で、このように記してある。

Q：ワクチンを接種するのに注意が必要なのはどのような人ですか。（以下、一部抜粋）
A：過去に予防接種を受けて、接種後2日以内に発熱や全身性の発疹などのアレルギーが疑われる症状がでた方（中略）ご心配な方は、主治医にご相談ください。

今回の女性はどうだろうか。接種後2日以内どころか、一回目、二回目とも、接種の直後から39度の高熱が出ていた。また、全身性の発疹については、二回目の接種後に出ていた。厚労省が注意すべきと指摘している症状が二つも出ていたのだ。

かつてはアクティブだった彼女が、一日中家の中に閉じこもる生活を強いられることもなかったのかもしれないと思うと、悔やまれてならない。しかも、厚労省の勧めどおりに、副反応が心配だったから主治医に相談したというのに……。やはり医療界全体に、ワクチンの副反応への理解は進んでいないということなのか。

取材中に彼女の家を訪れた訪問看護師が、我々にあることを教えてくれた。

しかし、その取材には制限があった。顔やナースの制服が映らないようにしてほしいという。要するに、どこの医療機関がワクチン後遺症の患者を看護しているか、わからないように配慮してほしいという制限だった。

その看護師は、顔も体も隠すことを条件に赤裸々に本音を吐露してくれた。

「『ワクチン後遺症の患者を診ている』ことを表立って言うことはできないのです。そのように言ってしまうと我々の肩身が狭くなってしまう。ワクチン後遺症は存在しないと思っている医療機関のほうが多いでしょうから」

国がワクチン後遺症を認めていない以上、一医療機関がワクチン後遺症を認め、看護することはできないという仕組みなのだ。医療界全体ではワクチン後遺症は存在しないことになっているのだから、その患者を看護していることを知られてしまうことだけでもマイナスだという。

私はこの問題の根深さを知るとともに、この問題を解決するには、国が、厚労省が「ワクチン後遺症」の存在を認めることが、まず必要であり、大前提だと痛感した。

国はこのまま患者を放置して問題を先送りするのか。それとも、一度立ち止まって、事実を見直し、問題の本質と向き合うのか。

今こそ、国の真摯《しんし》な姿勢が求められているのではないだろうか。

ここまで医学的に明らかになった「ワクチン後遺症」の実像

ワクチン接種後に、長期にわたり体調不良になった人の呼び方は様々だ。

国・厚労省では、「ワクチンが原因で接種後に遷延《せんえん》する症状」という、いかにも行政らしい、長くて具体的に分かりづらい表現を使う。これでは内容がよく分からないし、伝わらないということで「ワクチン後遺症」と名付けたのが、患者の会の木村《きむら》代表だった。

最近では、厚労省も「ワクチンが原因で接種後に遷延する症状（いわゆるワクチン後遺症）」と表記することも増えてきた。

また、京都大学の福島雅典《ふくしままさのり》名誉教授らが立ち上げた学術団体、**ワクチン問題研究会**では、「ワクチン接種後症候群（ＰＶＳ＝Post-Vaccination Syndrome）」と呼んでいる。

これが、国際的に通用する正式な医学用語とのことだが、本書では「ワクチン後遺症」の呼称を使う。

では、このワクチン後遺症には、どんな症状や、どんな患者が多いのか？　特徴はあるのだろうか？　厚労省は、これまで2回にわたり、実態調査の結果を公表しているし、患者の会でも会員にアンケート調査を行ってデータ化している。厚労省と患者の会の調査結果を詳しく見ると、共通点と相違点とが明確になっている。

「患者の会」が収集したデータの分析

会員数約900人の患者の会によって収集されたデータは、かなり詳細で調査項目も多く、ワクチン後遺症の実態を反映していると思われる。

まず、ワクチン後遺症の患者の年齢で最も多いのが40代、50代。これで全体の50％を超える。しかも、男性より女性が多いのが特徴で、女性が6に対して男性が4という割合だった。確かに、私が取材したケースでも、ワクチン後遺症の患者には女性が多く、30代、40代、50代が圧倒的に多い印象だ。ここはデータと私の取材した実感が一致するところだ。

症状についてはどうだろうか？　ワクチン接種から初期症状が出るまでの日数では、接種当日が全体の21・9％と全体の約2割。接種翌日から5日目までが最も多くて39・4％、そして接種後6日から14日目までが13・8％となっている。

これを見ると、接種直後から5日目までで全体の6割超の数字になる。私が取材した人も、接種直後から数日以内に症状が出たというケースが多かった。

医療機関でワクチンとの関連性が認められた人は、接種直後に症状が出たため、その接種前と比較しての体調変化によって判断されている。

一方で、症状が出たのが接種後15日から1カ月以内という人は7・8%、2カ月から3カ月以内という人が7・2%、それ以上も約10%となっている。

これまでの取材の傾向では、接種から長い時間が経過している場合には、体調不良の原因をワクチンと関連づける傾向が低くなり、判断を難しくしてしまうという印象だ。

多様な症状が、一人に複数現れるのがワクチン後遺症の特徴

このデータで注目すべきことは、ワクチン後遺症の症状の驚くべき多様さと、併発する症状の多さ、つまり、一人で複数の症状が同時に現れるケースが多いという点だ。

ワクチン後遺症の症状は、これまでに120を超える。多い順にみると、倦怠感が71・6%、疲労感が69・1%、集中力が低下したり、ボーっとしたりするが50・9%、そして睡眠障害などと続く。さらに、めまい、頭痛、手足のしびれ、息苦しさ、記憶障害……など、私が取材中に何度も耳にした症状が並んでいる。

また、女性では月経不順や月経周期の乱れ、さらに不正出血なども目立っている。

多くの場合、これらのうち一つの症状に悩まされているというより、一人が複数の症状を抱えていると訴えるケースがとても多い。複数症状を併発し、しかもその数の多さは、他の疾患ではほとんど類例がない。

実に一人が平均で20を有に超える症状を抱え、日々過ごしているのだ。

その複雑な重複症状に悩む人の多さについては、学術団体であるワクチン問題研究会が、世界中で発表されている論文から次のような推論をしている。

ワクチンに含まれるｍＲＮＡは、体内に入るとそれぞれの細胞に取り込まれ、スパイク蛋白を産生する。そして、症状が出る理由は、このスパイク蛋白自体が持つ直接的な毒性と、スパイク蛋白から自らの体を守ろうとする免疫機能の混乱という両面が作用することで、極めて複雑な影響が全身に及んでいるのではないかというのである。

最後に症状の経過についても触れておこう。

大きな特徴は、**完治している人が圧倒的に少ない**ということだ。完治率はわずか１・3％というデータを見ると、一度発症すると体が完全には元に戻らないことを示唆している。ただ、徐々に体調が回復し、改善傾向にあるという人が40・９％と最も多い。

決め手となるような治療法もまだ確立していないため、「時間の経過も症状を緩和させる要因なのかもしれない」と指摘する専門家もいた。一方で、変わらないは20・９％、むしろ少しずつ悪化しているという人が10・9%、明らかに悪化しているという人が16・9%となっていて、変わらないか、それ以上に悪くなっているという人を合計すると5割近くに達している。長期間治りにくい病であることは、データからも明確だ。

一日も早く治療法を確立することが望まれる。

では、厚労省が集計したデータのほうはどうだろうか？　実態調査は、我々が当時の厚労大臣だった加藤勝信《かとうかつのぶ》氏への取材後、2023年2月から大臣の指示を受けてスタートされた。調査開始の理由を厚労省はこう記している。

「新型コロナワクチンの接種により新型コロナウイルスによる重症例は減ったものの、世間ではワクチン接種後の遷延する症状があるのではないかという意見が散見されるが、その実態は不明である。そのため、新型コロナワクチン接種後の副反応を疑う症状について、遷延する症状も含め、実態の把握を行うことを目的に評価を行うこととした」（原文通り）

これを平たく言えば、「ワクチン効果で重症例は減ったが、世間ではワクチン後遺症が起きているという話もある。しかし、実態は不明なのでその把握をするための調査をする」ということになる。つまり、厚労省はワクチン後遺症については、「噂話程度の認識」しか持っていなかったことが分かる（2023年7月時点）。

調査はその後、全国の各都道府県で指定されている、副反応を診療する専門的な医療機関の協力で行われたが、医師からの調査報告のまとめには、興味深い調査結果が掲載されていた。

まず、ワクチン後遺症の報告のうち、7割は女性であり、女性の中では40代が最多であった。これは、患者の会のデータとも符合していて、ワクチン後遺症の割合は女性が男性より多く、中でも40代など中年が際立っているという評価は同一と言える。

また、接種後から症状が出現するまで、あるいは悪化するまでの期間は、接種した当日が全体の42・8％で最も多く、翌日が12・8％、接種2日後が7・8％と続く。

これは、接種翌日から5日目までが全体の4割を占め、最多だったとする患者の会とデータとはかなり様子が違う。厚労省集計のデータの場合、ワクチン接種から時間が経過した際（3日以上経過）の不調であれば、ワクチン接種と関連付けないようにしているかのような対比を見せているようにも思える。一方、ワクチン後遺症の症状が多岐にわたっていた点などは、患者の会と同じような結果であった。しかし、報告された症状の経過を見ると、患者の会とは異なる結果が出ていた。確認できた症例のうち、9割弱の事例で「軽快」または「回復」が確認されたというのだ。

患者の会によれば、これが4割だったことを考えると、厚労省の調査したケースでだけは、ワクチン後遺症の患者が驚異的な回復力を見せたことになる。

一方で、未だ回復していないという事例はわずか1割と低く、患者の会によるデータが5割超という率とは大きくかけ離れた数字になっている。どちらが実態に近いのか？

各都道府県が指定している専門医療機関が、よほど効果的な治療法を確立しているということなのだろうか？　ちなみに、実際にその専門的医療機関を訪れた患者たちを取材した際に、そのような話を一切聞いたことはないし、効果的な治療法が確立されたという報告は、厚労省も公表していない。

では、患者の会にだけ、より重症な患者が集まっているのか？

確かに、患者の会を取材すると、体調不良が続いている人が多い。体調不良の影響で休職中の人が多いのは事実で、調査対象の症状に差があった可能性は一概に否定できない。

「ワクチン後遺症なんて存在しない」と門前払いする医療機関

しかし、疑問は残る。厚労省によるワクチン後遺症の実態調査は、どこまで実態を反映しているのだろうか。

もちろん、各都道府県が指定している専門医療機関は親身になって診察してくれたという話も聞いたが、一方で、取材した患者の中にはこう話す人たちもいた。

ワクチン後遺症に関するデータ比較

ワクチン接種から初期症状が出る（悪化する）までの日数

厚労省調査のデータ	
接種当日	42.8%
接種翌日	12.8%
接種3日目	7.8%
接種4日目～	36.6%

「患者の会」収集のデータ	
直後～当日	21.9%
翌日～5日目	39.4%
6日～14日目	13.8%
15日～1カ月	7.8%
2～3カ月	7.2%
3カ月～	9.9%

症状の経過について

厚労省調査のデータ	
完 治	90%
軽 快	
回 復	

「患者の会」収集のデータ	
完治	1.3%
徐々に回復しつつある	40.9%
変わらない	20.9%
少しずつ悪化している	10.9%
明らかに悪化している	16.9%

＊厚労省調査によるデータは、「ワクチン接種から時間が経過した体調不良は接種とは無関係」という判断をするという意思表示であるように見える。また、完治・軽快・回復が約9割という比率は、「患者の会」の約5割が「変わらないか悪化している」データとは大きくかけ離れている。

最終的に指定された専門医療機関に行ったものの、そこでは「ワクチン後遺症などというものは存在しないんですよ」「検査結果はどこも異常なしなので、心の問題でしょう。心療内科を訪ねたらどうですか？」とか、「うちでは分からないので他に行ってください」と、患者と正面から向き合ってくれなかったとか、たらい回しにあったという経験談をよく耳にしたのである。

こうした基本認識を持つ医療機関などから得られた調査報告が、本当に患者が苦しむ症状の実態を反映した正確な情報と言えるのだろうか？

また、「接種を推進してきた厚労省」が主体的に行っている調査ということから考えても、ワクチン接種にとって都合の悪い情報も含めて、本当に包み隠さず明らかにしているのか？　などと考えてしまうのは私だけだろうか。

２０２３年9月に設立されたワクチン問題研究会でも、実態調査に本腰を入れ始めた。北海道のほんべつ循環器内科クリニックの藤沢明徳《ふじさわあきのり》医師が中心となって研究をスタートさせている。具体的には、ワクチン後遺症の患者３００人の検体やデータをもとに、静岡県の浜松《はままつ》医科大学と連携する形で調査を行うという。２０２４年の秋までに統計解析を終えて最終報告をする予定だという。

果たして、ワクチン後遺症の実態とはどんなものなのか。患者の会や厚労省とは異なるアプローチでどんな結果が出るのだろうか？

ワクチン問題研究会は、この結果をベースとして「診断基準」や「診療ガイドライン」を作成することを目標にしている。

民間の、しかも現役ではなく、大学を退職した名誉教授らが中心になって進めていることの動き、本来は誰がすべき仕事なのだろうか？

ワクチン接種を国民に対して勧めてきた国と厚労省こそが、責任をもって最大限の努力を払うべき仕事であることは言うまでもないと思うのだが。

2章

立ち上がった患者たち

「患者の会」発足、そして全国組織への流れ

「ワクチン後遺症の患者会が全国組織化するらしい」という情報を入手した私は、早速奈良県に向かった。

道中には飛鳥川《あすかがわ》、大和川《やまとがわ》といった河川の名称や、「法隆寺まで8キロ」などの看板が次々と現れる。いずれも、この地が歴史的遺産の詰まったスポットであることを物語るものばかりだ。

「私の家の目印は、玄関の上にある丸窓ですかね。」そう語ってくれたのは、奈良県内に住む木村《きむら》さん（当時37歳）という女性だった。

自動車のナビがあっても、住宅街で個人宅に辿り着くまでは、なかなか手間取ることがある。ナビ通りに自宅近くまで行けても、最近はそもそも表札を出していない家や、出していてもアルファベット表記で探しにくいことがあるからだ。我々は、玄関の上に丸窓のある家を探し、やがて見つけた。

表札も確認し玄関のチャイムを鳴らすと、木村さんが出迎えてくれた。

普通に立ち、普通に歩き、普通に会話する姿を見て、思わず聞かずにはいられなかった。「ワクチンによる後遺症はもうないのですか？」

なぜ私はこんな質問をしたのか？　なぜなら、これまで取材した人たちは全て、取材した時点ではかなり深刻な後遺症を抱えていて、日常生活を送ることさえ困難な人ばかりだったからだ。彼女に聞いてみると、すでにワクチン後遺症はほとんど治まり、以前のように動けるようになったという。しかし、今なお出社せず、リモートで仕事をしていた。満員電車に乗ってオフィスまで通い、仕事を一日フルでこなすには、やはりまだ早いということらしい。

リビングに入ると、カワイイ猫がいた。名前は「れい」。結婚前から一緒にいる保護猫で、10年以上も傍《かたわら》にいてくれた家族の一員だという。

「この猫に、どれだけ癒やされたことか……」木村さんは「れい」を膝の上に抱っこして喉を撫でながら、そう呟いた。

木村さんがワクチンを接種したのは、２０２1年の8月だった。接種直後から経験したことのない倦怠感に襲われ、心臓が苦しくなったという。死を覚悟したほどの胸の痛みや、締め付けられるような圧迫感。「夫を残して死ぬことの後悔や恐怖」の全てが頭をよぎった。彼女はこう思っていた。「心臓が止まるのが先か、呼吸が止まるのが先か？」ある時、立ち上がった瞬間に倒れた。「死ぬかも」ではなく「ああ、これで死ぬ」と確信したほどの体験だった。

仕事は続けたいが、それは難しかった。ひどい息苦しさもあって、外回りなどが全くできなくなったからだ。電車に乗れない、駅まで歩けない、荷物を持つことさえできない。そもそも、歩くことも動くこともできないのだから、仕方ない。

もっと辛かったのは、「ワクチンのせいで休む」と会社に正面を切って言えないことだった。それは、社会や世間の理解が全く進んでいなかったからに他ならない。

２０２１年の秋頃であれば、ワクチン接種はまさに佳境に入っていたし、副反応などによる被害のニュースなど、ほぼ全くと言っていいほどなかった。

誰にも理解してもらえなかった「ワクチン後遺症」の辛さ

病院に行っても、残念ながら理解は得られなかった。「こんな症状は聞いたことないし、見たこともない」との言葉を何度も浴びた。

血液検査、ＣＴ検査、胃カメラなど多種多様な検査も試みたが、全て「異常なし」。誰にもわかってもらえない。一人、孤独感に苛《さいな》まれていた。

そんな時に思いついたのが、患者会を作ることだった。

２０２１年12月24日のクリスマスイヴに、木村さんは患者会を立ち上げた。彼女同様に体調不良を抱えつつ、その思いに賛同した６人が発起人だった。

病院で診てもらえない。救済認定もされない。社会的な理解もない。国も誰も助けてくれないなら、自分たちで立ち上がるしかない。理由は至ってシンプルだったが、そこには危機感もあった。

「過去の薬害の例を見れば、声を上げないと隠蔽《いんぺい》される」これまでの歴史を見れば、声を挙げたことで国の理解を勝ち取ったこともあった。今回は私達がその番で、自分たちの声を届けたいと強く思ったと言う。まずは、注意喚起と啓発をしようとチラシを作った。

この時にこだわったのが病名だった。型通りにいけば、「ワクチン接種後の長期体調不良」だが、これでは全く耳に入らない。そこで、よりキャッチーな「ワクチン後遺症」に決めた。確かに、これならインパクトもあるし、何より耳に残るワードでもある。

このワクチン後遺症には大きな問題点がある。それは、自分の身に降りかかっている体調不良が「ワクチンに起因しているかも」ということと結びつかない点だった。

木村さんは、自分の症状とワクチンが結びつかない人は、数多くいるはずだと推測していた。まずは、「ワクチンを接種したことに起因する後遺症」の存在自体を知ってもらうことにしたのだ。

「ワクチン後遺症」という名前は、インターネットを中心に徐々に広がり、今では少しずつ認知度も上がってきたが、コロナに感染して長期体調不良が続く「コロナ後遺症」ほどの認知度はなかった。その差は、メディアによる報道機会の有無の差に他ならなかった。

このキーワードとともに誕生したのが「新型コロナワクチン後遺症　患者の会」だった。しかし、会を立ち上げたはいいが、なかなか運営がうまくいかないこともあった。

なぜか？　運営するのも患者であり、それに参加するのも患者だからだ。

ワクチン後遺症の患者の多くは、慢性疲労症候群にも似た極度の倦怠感や胸の痛み、動《どう》悸《き》や息切れなどを常時抱えている人が多い。しかも、どれか一つの症状に留まらず、これらの症状を複数抱えている人が多いのも特徴だ。

自分の体調が経験のないような異常をきたし、自分が生きていくだけでも精一杯なのに、患者会のことまで頭が回らないことが運営を難しくする原因だったと思われる。

ワクチン接種が本格的に始まったのは２０２１年の春頃で、６月には菅義偉《すがよしひで》総理（当時）の大号令通り「一日１００万人接種」を達成。さらに、１年延期されていた東京オリンピック・パラリンピック２０２０が開催されていた夏休み頃には、「一日３００万人接種」すら実現していた。

オリンピック開催時期は、ちょうどコロナの新規陽性者数も増加していたので、早く接種したいという接種意欲も旺盛だったと推測できる。陽性者が増えているという報道によって危機感が高まり、ワクチン接種数も増加するという傾向は、データ的にも、現場の医師の実感としてもあったようだ。

２０２１年はコロナ感染が拡大し、医療が逼迫する一方で、不安感に襲われた人が安心感を求めてワクチンを接種した年だ。一回目、二回目のワクチン接種率は全国民の８割。感染予防効果や重症化予防効果を期待して、国民の多くがこぞって接種した。

しかし、その影で起きていた本当の事実には目が向けられなかった。

ワクチン接種を境に、明らかに体調が変わったとしても、本人ですら「ワクチンが原因だ」と言い出せる雰囲気はなかった。たとえ口に出して言ったとしても、それを信じてくれる人など、まずほとんど存在しなかった。

かかりつけ医師であっても、友人でも、そして一番近くにいた家族ですら、ワクチンとの因果関係を否定する人がほとんどだった。だからこそ、接種推進の影で急速に、しかも静かに進行していたワクチン後遺症が表に出ることはなかったのだ。

患者の多くが陥っていた情報欠乏症。テレビはもちろん、インターネット上でも、ワクチン副反応に関する情報は少なかったという。

だからこそ、患者自身も自ずと意識下で体調不良とワクチンとの関連性を否定することとなり、「長期体調不良の原因は何か？」を特定できず、孤独感に苛まれていくという悪循環に陥っていたのだ。この情報不足の現状を、なんとか変えたい。

患者の会は、まずこの点を重視し、理解者を増やすためにワクチン後遺症に関する情報発信を心がけるようになった。すると、全国の患者たちから次々と数多くの体験談が集まり始めた。

「辛い思いをしていたのは私だけじゃなかったんだ」と、勇気をもらえる気がした。

体調不良が続いて休職している人、なかには退職した人もいた。学校に通えずに不登校になっている人もいた。こうしたたくさんの被害者の声に後押しされるかのように、患者の会は日々大きくなっていった。

患者会は、厚労省の会見で何を訴えたのか？

これまでワクチンに関して多くの人を取材してきた。東北から九州まで足を運び、延べ何カ所で取材したことだろう？　ワクチン後遺症の被害者本人や遺族、医師、大学教授、政治家、そして厚労省の官僚など、いったい何人にマイクを向けてきただろうか？

しかし、これだけ人と人とが繋がり、点と点が線となり、それがやがて面となるような大きなうねりになったケースは初めてだった。それは偶然ではなく、必然と言ってもいいものだったのだろう。

2023年7月25日の朝。私は、名古屋駅から8時30分発の新幹線に乗り、東京に向かっていた。

取材で乗り慣れた東海道新幹線だが、いつもと少し違う点に気づいた。車内のチャイムが、聞き慣れたTOKIOの「アンビシャスジャパン」から、UAの「会いにいこう」に切り替わっていた。曲が変わるだけで、こんなに車内の雰囲気も変わるのか、と感心しながら、自然と過去の取材を振り返る。今は、まさに「会いにいこう」の心境だった。

この日は、「ワクチン後遺症の患者会」の記者会見が予定されていたのだが、そこに出席した顔ぶれを見て驚いた。そのメンバーのほとんどを、すでに取材していたからだ。

患者会は2021年に結成されたのだが、2023年には各地方にも支部ができ、全国組織へと成長していた。その患者会が、ワクチン後遺症の実情を訴え、これからどんなアクションを起こしていくのか？　それを公表する場がこの日の会見だったのだ。

しかも、その場所は厚生労働省9階にある会見場。厚労大臣がいつも定例会見を行う、あの場所だ。会見場の隣には厚労省の記者クラブがあり、記者たちも足を運びやすい構造になっている。裏を返せば、これまでワクチン後遺症の問題についてほとんど報じてこなかった他メディアの記者たちも、触れざるを得ない環境だと言える。

今までの経験に鑑《かんが》みると、彼らが出席するかどうかは分からない。

患者会のメンバーから「今日の会見に報道陣はどのくらい来そうですか」と聞かれても、「わかりません」と答えるしかなかったのは、それもあってのことだった。

過去に遺族会の発足記者会見で「繋ぐ会」の代表に同じようなことを聞かれ、ぬか喜びさせてしまった苦い経験があったからだ。あの時、取材に訪れたメディアは、大手新聞は

1社、テレビ局は、わがCBCテレビ1社のみだった。

しかし、患者会や私の不安をよそに、その日、会見場の席はほぼ全て埋まっていた。

そして、会見後の出席者からの質問の際、大手メディアの記者が出席していたことが判明した。「ワクチン後遺症」に関する会見で、ここまで多くのマスコミが出席したことは、私の記憶ではこの時が初めてだった。


会見には患者会のメンバー4人の女性が登壇した。

会見に先立ち私は、近くのカフェで打ち合わせしているところを取材させてもらった。

私は、「会見では、みなさん顔を出しますか？」と尋ねた。なぜなら、これまでのシンポジウムなどでは、彼女たちは衝立《ついたて》で姿を隠し、声だけで思いを語る場面が通常だったからだ。やはり、インターネットでの誹謗中傷があるので、顔を曝《さら》すことにはリスクを感じていた。


しかし、この日は「衝立があっては自分たちの実情が伝わらないかもしれない」と、衝立を取っ払った。ただ、やはり誹謗中傷が怖いので、マスクは着けて臨むことになった。

被害者という立場にもかかわらず、悪意を持って攻撃されるという世の中になって3年半、コロナ禍が形成した日本社会の分断は根深いのだ。

この患者会を立ち上げたのは、木村《きむら》さん。奈良県に住みながら、全国のワクチン後遺症患者へ向けて情報発信を続けていた。「これは、一時的な体調不良ではないことを知ってほしい」と、救済申請の簡素化を行政に陳情したこともある。

いつしか患者会は全国組織となり、この時点で会員数は670人を超えていた。

愛知県の神谷《かみや》さんは元看護師で、看護大学の准教授も務めていた経験がある。この二人は過去に取材していて顔見知りだったが、他の二人とは初顔合わせだった。

岩手県の宍戸《ししど》さんと宮城県の田村《たむら》さんは、マスクをしていて表情全体を読み取ることはできなかったが、二人とも目力が強く、表情が豊かだと感じた。

国の「コロナ特例貸付」制度の矛盾で、患者の負担はさらに重くなる

会見では、主にこの二人がワクチン後遺症の経験を、涙ながらに語った。

宍戸さんは一回目のワクチン接種直後からアナフィラキシーの症状に襲われ、それ以降1年9カ月もの間、体調不良が続いていて、飲食店でのパートの仕事も続けられなくなったという。パートの収入が途絶えた一方で、医療費は膨れ上がった。

この窮状を国に相談したところ、「コロナ特例貸付」を勧められた。

この制度は、新型コロナウイルス感染の影響で収入が減少し、生活に困窮する人に対し

て必要な生活費用などの貸付を行うというものだ。一見、妥当な救済策のように思えるが、あくまでも実態は「貸付」であり、必ず自分で返済しなければいけない。つまり、新しい借金なのだから、将来、重い負担となることは確実だった。当座こそ凌《しの》げても、働けるようにならない限り、借金の返済はできない。

現実は、ワクチン後遺症が治らないために働けず、当然、収入はゼロ。そこで止むを得ず救済制度を申請した。救済申請はこれまで2回申請している。

1回目のアナフィラキシーに関しては4カ月後に認定されたが、それ以外の症状については、体調不良を押して書類を集めて申請したものの、未だに梨《なし》の礫《つぶて》だという。

国の勧めで健康を守ろうとワクチンを接種した結果、健康を守るどころか、働けなくなるほど身体は蝕まれた。

一部の症状について、現在は多少改善してきたものの、今も国からは通院で負担する治療費をカバーするほどの救済はなく、むしろ「お金を借りる」ように勧められるのが現実だ。彼女が国に振り回され、翻弄されているようにしか見えなかった。

「救済もなく、ただ放置です。健康被害が起きた時の国や行政機関の対応は、あまりにも冷たい。他人事なのです。救済もされず、困窮する被害者がいる事実も、きちんと国民に伝えるべきだと思います」魂の叫びを聞いたような気がした。

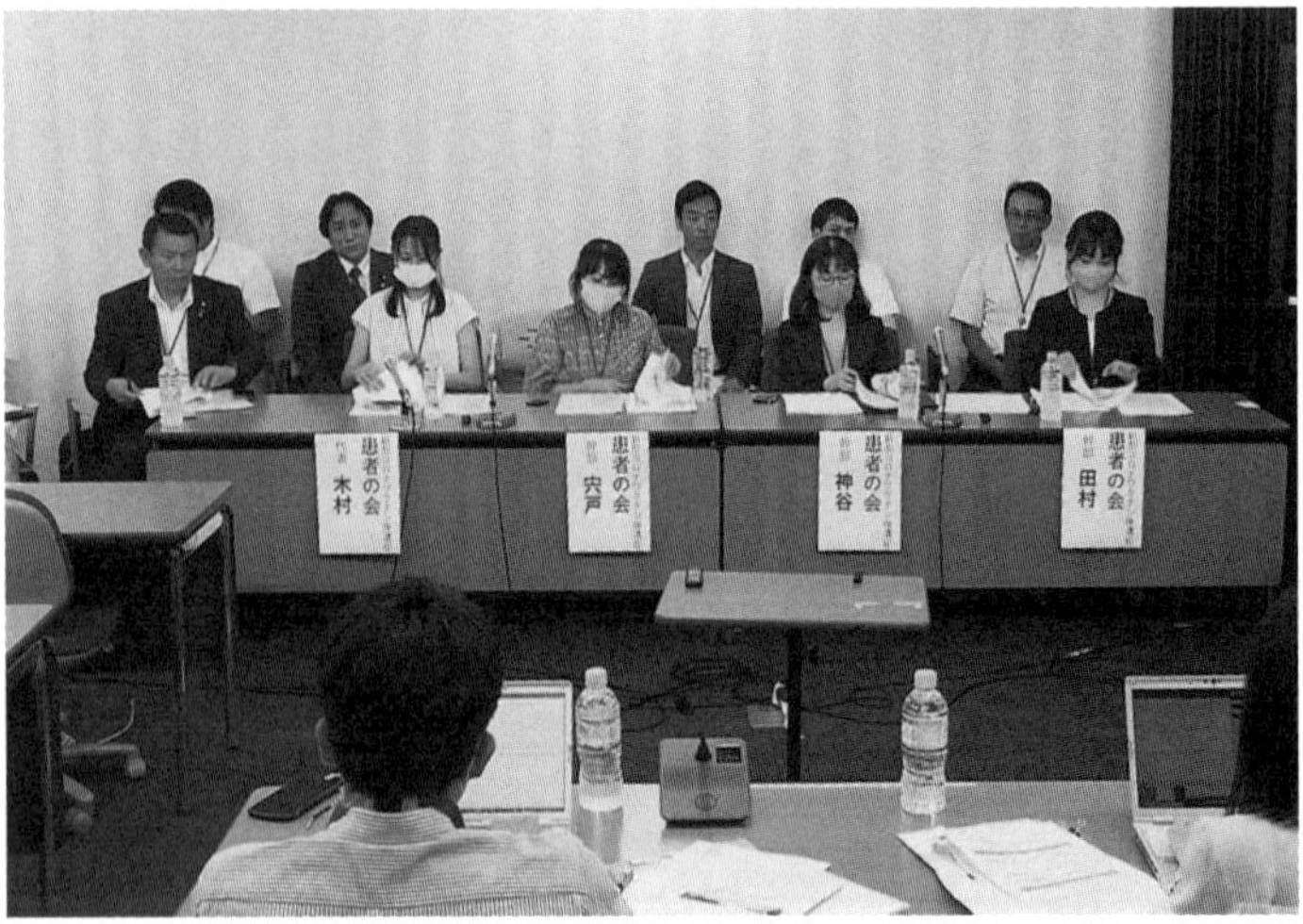

厚労省で会見に臨む「患者の会」の4人。

宮城県の田村さんは、ワクチン接種後に腎臓の難病を発症した。それはＩｇＡ腎症という病で、治療をしないまま病状が進行すると、次第に腎機能が低下し、腎不全を伴う症状が起きることもあるという。ワクチン接種から2年、救済申請をしてから1年4カ月。救済のトビラはまだ開かない。「医療費等の全てが自己負担のため、生活を圧迫している」と経済的な面の苦しさを訴える。

田村さんは「現実に、こんなに多くの被害者がいるにもかかわらず、まともな救済もなく接種を推進し続けている状況を心から異常に感じている」と声を絞り出すように語った。

その後、国会議員の川田《かわだ》龍平《りゅうへい》参院議員が自らの薬害エイズ事件のエピソードを交えて「二度と繰り返してはいけない」と声に力を込めた。

この会見に参加した顔ぶれは、実に多彩だった。ワクチン後遺症の患者に寄り添うように長年診察してきた兵庫県の長尾《ながお》和宏《かずひろ》医師。救済申請の多さと認定の遅さの問題点を鋭く指摘してきた臨床薬学博士の堀内《ほりうち》友加里《ゆかり》氏、コロナワクチンのリスクに警鐘を鳴らし続けてきた京都大学准教授の宮沢《みやざわ》孝幸《たかゆき》氏、「コロナ後遺症対策推進法案」を提出した中島《なかじま》克仁《かつひと》衆議院議員、弁護士の志摩《しま》勇《いさむ》氏、大阪府泉大津市の南出《みなみで》賢一《けんいち》市長、前奈良県議会議員の植村《いなむら》佳史《よしふみ》氏、ジャーナリスト鳥集《とりだまり》徹《とおる》氏らが一堂に会した。

職業も様々で、考え方も異なる。これまで各々が交流を持っていたかというと、決してそうではなかった。このワクチン後遺症で苦しんでいる人がいる現状に、それぞれが自分の立場で声を上げ、それがいつしか大同団結する形で繋がったのだ。

まさに、被害者や遺族たちが繋げた〝縁〟でもあった。彼らはいつしか同志となり、各地でのシンポジウムや会見などを経て、結束はより強固なものになっていた。孤独感に苛まれていた者同士がようやく見つけた「理解者」たちだったのだろう。

会見を終え、全員で厚労省の出入り口付近に向かった。目的はひとつ、改めてあの石碑の前に行き、確認したいことがあったからだ。それは、厚労省職員が毎日出入りする場所の横の植え込みにひっそりと佇《たたず》むように建っていた。これまでの薬害を反省しつつ、同じことは二度と繰り返さないという、厚労省の「誓いの碑」。

私も直に見るのは初めてだった。もちろん存在は知っていたのだが、まさかあのような場所にあるとは……厚労省に何度も足を運んでいる私も気づかなかったほど、その存在感は薄いと感じた。

患者会の4人は石碑に刻まれた言葉を目で追っていた。何度も、何度も、確かめるように。その石碑には、このような言葉が刻まれていた。

命の尊さを心に刻みサリドマイド、スモン、HIV感染のような医薬品による悲惨な被害を再び発生させることのないよう医薬品の安全性・有効性の確保に最善の努力を重ねていくことをここに銘記する

これまで起きた薬害では、日本でも国外でも薬による被害がすでに発生していたにもかかわらず、それを黙認し、すぐに使用を止めなかった。この判断の遅れが被害を拡大させ、その後に重い障害や後遺症で苦しむ人を増加させたという経緯があったのだ。厚労省にとってみれば、薬事行政史上の最大の汚点を、こうして石碑に刻んで「決して忘れては

ならない」との戒めにしているはずだった。

この石碑には、建立した理由も明記されていた。


千数百名もの感染者を出した薬害エイズ事件　このような事件の発生を反省しこの碑を建立した　　平成11年8月　　厚労省

彼女たち全員がこの石碑を見つめ、そこに刻まれた言葉を読み終わった。そこで、改めて様々な感情が芽生えたのだろうか、皆、堰《せき》を切ったように語り始めた。

「怒りしかないです。悔しい。同じことを繰り返して。今までにない薬害が起きているのに……なぜなのか？」涙が溢れる目には、いつしか怒りの感情が湧き出ているようにも見えた。

木村代表は、「いつまでも無視しないでほしい。ワクチン推進ばかりでなくて、被害者のことを知ってほしいんです。そのために、リアルな声を届けていきたい。全国の誰もが被害者の声を聞いたことがあるくらいになれば、現状は変わると思います」と、厚労省の庁舎を見上げながら語ってくれた。それは患者の会としての「誓いの言葉」だった。

かつて厚労省が心に刻んだはずの「誓いの碑」の前で、厚労省に向けた誓い。

取材を終えた私は、石碑を見つめながら改めて思った。

この石碑を建立した当時の職員らは、ワクチン後遺症の現状をどう見ているのだろうか。喉元過ぎれば熱さを忘れる、というほど時は経過していない。

今こそ、この石碑に刻まれた言葉の影にあった多くの犠牲に思いを致してほしい。

あなたが、または家族がもしも当事者だったら？　その意識が芽生えれば、厚労省の職員にも、被害者や遺族に寄り添う気持ちが生まれるのかもしれない。

「任意」という名の「強制」
――看護師の運命を変えた5回目接種

なぜ、あなたはワクチンを接種したのだろうか？　感染予防、重症化予防、死にたくなかったから、無料だったから、周りの人が接種していたから……。

さまざまな理由が考えられるが、職業柄、どうしても打たざるを得なかった人たちがいる。医師や看護師などの医療従事者や、高齢者施設の従事者といったエッセンシャル・ワーカーの人たちだ。

2023年11月、ワクチン接種後に長期体調不良で休職中だという、ある看護師の自宅を訪れた。

奈良県内に住む倉田麻比子《くらたまいこ》さん（41）。看護師歴8年だが、異色の経歴の持ち主でもあった。実は彼女の最初の就職先は地元の信用金庫で、看護師になったのは、次女を出産してからだった。もしも、看護師になっていなかったら、その約10年後に訪れる悲劇を経験することはなかったのかもしれない。

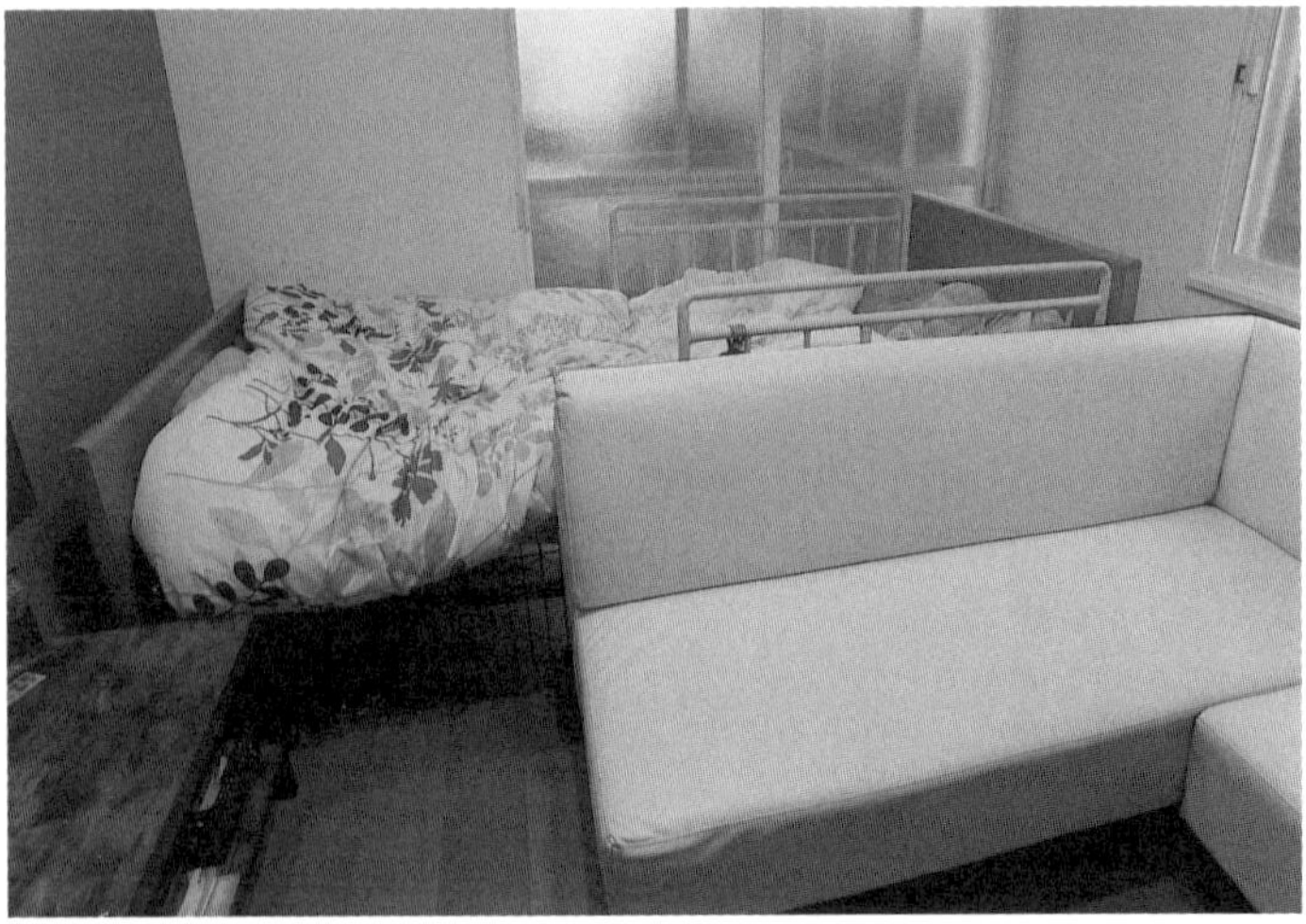

リビングルームに置かれた介護ベッド。

一階のリビングに通され、ある違和感を覚えた。私が座ったソファの後ろ側に介護用のベッドがあったからだ。接種後に歩行困難になり、本来の寝室がある二階へ上がることができなくなったからだという。足が上がらず、すり足でしか歩くことができず、車いすや杖を頼って生活しているという。

2021年、1回目のワクチンを接種し、すぐに2回目も済ませたが、そこまでは激しい副反応はなかった。しかし3回目の接種後に、それまで経験したことのないような激烈な副反応が起きた。

接種直後から40度の高熱が出て、下痢の症状も続き、仕事を2週間休んだ。そして、4回目接種のタイミングを迎えるが、当初彼女は接種を止めようと思っていた。3回目接種後の副反応があまりにもきつかったから、当然のことだろう。

「これ以上は打つべきではない」という、看護師としての直感もあったし、何より自分の身体のことだからこそ、誰よりも身体のSOSを肌で感じていたのだろう。

それでも彼女は4回目を接種した。いや、接種せざるを得なかったのだ。

当時はいわゆる第七波の真っ只中で、しかも重症化リスクの高い人工透析が必要な患者を看護していた。患者さんたちへの感染リスクを減らすため、自分の意思に反してワクチン接種を選択してしまったが、接種後に目眩で倒れ、1週間仕事を休むことになった。

3回目接種時、4回目接種時と、過去2回も連続して激しい副反応に襲われた。もう打つのは止めようと心に誓うが、5回目も打たざるを得なかった。

理由は、再び日本に感染の高波が押し寄せていたからだ。

この第八波の存在が、彼女に決定的な接種をさせてしまったのだ。

「もちろん、気は進んでいなかったわけですけど、そのとき奈良県内がクラスターだらけでしたし、私が病棟に出入りすることでウイルスを媒介してはいけないと思っていたので、打つものだと思っていた」と当時のことを振り返った。

看護師としての矜持ともいうべきか。そして、担当医師もこのように接種を勧めた。

「5回目も、しんどいかもしれないが、がんばろうな」

しかし、その5回目。この時は、体に薬剤が注入されている時から寒気がし、その後自分の身に起きることを予感させたという。

接種直後から悪寒が走り、すぐに38度を超える高熱が出た。下痢の症状も表れ、顔は発疹で腫れ上がった。ただ、彼女を絶望の淵へと追い込んだのは記憶障害だった。

通い慣れた近所の道も忘れた。右も左もわからなくなり、ブレーキとアクセルの感覚も忘れたため、車の運転も不可能になった。

そして、彼女を何より悲しく、絶望させたのは、最愛の娘たちの顔も、名前も思い出せなくなってしまったことだ。自分がお腹を痛めて産んだ二人の愛娘。

愛情たっぷりで育ててあげた、命より大切な愛娘たちの顔が思い出せないなんて！

彼女はスマホに残されていた娘の写真を手がかりに、ようやく顔と名前を一致させ、失われた記憶を手繰り寄せようとした。しかし、不幸はそれだけで終わらなかった。

接種数日後には、思いもよらない症状にも襲われたのだ。

「朝、起き上がろうとしたら、全然立てなかったんです。そんなことはないだろうと思い、いろんなところにつかまって一生懸命立とうとしたけれど、それでも立てなかったんです」

人は過去の出来事を話していると、急にその瞬間の記憶が呼び戻されることがあるものだが、その時の倉田さんもそのように見えた。私に当時のことを説明しつつ、彼女の目には当時の情景がありありと再生されているかのようだった。まるで恐ろしい光景でも見ているかのように、時折目に涙を浮かべながら、口を覆う時の手は震えていた。大粒の涙が頬を伝うと、嗚咽はすぐ号泣へと変わった。

手足が思うように動かない。手に力が入らず、握力もほぼなくなったため、字すら書けなくなった。足もほとんど動かなくなり、歩くこともできない。

生活していくためには、車いすと杖が片時も手放せなくなった。

では、医療機関は彼女に対してどんな評価をしたのだろうか？

ある医療機関は、ワクチン接種後症候群と診断し、ワクチンとの関連性を指摘していた。もちろん、厳密な因果関係はわからないが、接種前の健康状態とあまりにも違いすぎることから、状況的に見てワクチンが原因であると判断したようだ。

医師も関連性を指摘したワクチン接種後の悲劇。

家族にとっても、辛く残酷な経験だったに違いない。母親の話を傍《かたわ》らで聞いていた当時高校1年生（現在18歳）の娘も泣いていた。

娘はその時を振り返り、「一人じゃ歩けない、呂律も回っていない。こんな状態のお母さんをこの若さで見るとは、夢にも思っていなかった。二度と家族で遊びに行くこともできないんじゃないかと……悲しいし、悔しい」

日常生活の多くが困難になった倉田さんは、大好きな看護師の仕事も休職するしかなかった。以前は夜勤など仕事が忙しく、家を留守にすることも多かった母親。娘たちとすれば、その大好きな母親が自宅にいてくれる。しかし、それは全く望んでいない形で実現することになってしまった。娘は、最後に震える声でこう語った。

「例えば車いすを押して、お母さんが前、自分が後ろ。隣に並んで歩くことができなくなってしまった。ちっちゃいことでいいから、何かたった一つでもいいから、当たり前にできていたことを返してほしい」

以前は、趣味でボルダリングをするほど健康的で、仕事にも明るく前向きに取り組んでいた母親。しかし、その同じ母親が自分の眼の前にいるのに、本来の母親の姿ではなくなってしまった。それが悔しかった。当たり前の日常を返してほしい。ただそれだけだと。

あの日までは何も難しいことではなかった。それが日常だったのだから。しかし、失われて初めて、今、その尊さに気づいた。

取材が終わった後、倉田家の家族が私たちを見送ってくれた。

倉田さんはまだ松葉杖に身を委ねていたが、あの杖が必要なくなる日は来るのだろうか。それは、いつになるのか。
希望を抱き、前に進もうとしている家族を優しく夕陽が照らしていた。

私がこの事案で注目したのは、看護師である彼女が「ワクチンを打たざるを得なかった」と振り返っていた点だ。

医療従事者とはいえ、あくまでも強制ではなく努力義務で任意のワクチン接種だったはずだ。が、看護師の倉田さんの場合、「打たない」選択肢はなかったのではないか。

ワクチン接種の強制に反対の姿勢を示している「全国有志看護師の会」の竹口昌志《たけぐちまさし》代表を取材した。

この会は、看護師、助産師、保健師など1181人が参加し（2023年12月時点）、「患者を守るためには当然」と、病院では半ば強制に近い形でワクチン接種が行われてきたことを問題視していた。

看護師らからは、様々な意見も届いていた。接種を拒んだ場合、仕事を与えてもらえなかったり、通常の仕事から外されたり、先輩から呼び出されて叱られたり……最終的に退職したケースもあったという。これが、医療現場でのワクチン接種の一つの現実だった。

竹口代表によれば、今回のmRNAワクチンについて理解もままならないまま、病院などで半ば強制に近い形で接種した人も少なくないし、実際、接種後に健康被害に遭《あ》った方も少なくないという。私は、「その一人が看護師の倉田さんなのだ」と思った。

彼女は、医療従事者が打ち始めるといった時、仲間内でこんな話をしていたそうだ。

「**私たちモルモットみたいだね**」と。

誰よりも早く接種を求められた形の医療従事者たち。そこには「自分のため」ではなく、「患者を守るため」という、崇高な共通認識があったに違いない。「それが当たり前」という、コロナ禍特有の異様な雰囲気もあったかと思う。しかし、患者を守るためにと5回ものワクチンを接種した倉田さんは、歩くことすらできなくなった。

自分の人生を犠牲にしても「人を守る」。聞こえはいいし、美談のように思うかもしれないが、それは違う。やはりこれは間違っているのだ。

ワクチンは誰のためでもなく、自分のために打たなければいけないのだ。

「弱者・高齢者のために」という美名の下に隠されていた欺瞞《ぎまん》

竹口代表は、「ワクチンは、個人の意思において任意で接種するものであり、患者や周囲の他者を守るために接種するものでは決してありません」と、国とは異なるワクチン接種のスタンスを強調し、こう続けた。

「コロナ禍で生まれた同調圧力や、『周囲、他人のために接種しよう』といった誤った解釈が、今後二度となされないように切に願っています。そして、患者様の病状回復のために医療現場で額に汗して、懸命に働く看護師を、どうか大切にしていただくよう、よろしくお願いします」

この言葉から、看護師を守ることの本当の意味を教えてもらったような気がした。

医療従事者は接種を受けるのが当たり前とされてきたなか、国も医療従事者のワクチン接種について「業務遂行に必要な行為」として労災保険の対象としている。厚労省のホームページに「ワクチンの労災について」の記載がある。（一部抜粋）

「医療従事者等に係るワクチン接種は、労働者の自由意思に基づくものではあるものの、医療機関等の事業主の事業目的の達成に資するものであり、労災保険における取り扱いとしては、労働者の業務遂行のために必要な行為として、業務行為に該当すると認められることから、労災保険給付の対象となります」

これには続きがある。「なお、高齢者施設等の従事者に係るワクチン接種についても、同様の取り扱いとなります」というものだ。

つまり、医療従事者だけでなく、ワクチン接種を積極的に接種することが求められた高齢者施設の従事者も労災の対象になっているのだ。

倉田さんのように日常生活を奪われ、今もつらい思いをしている人は、実は高齢者施設の従事者にもたくさんいるのではないだろうか。

しかし、高齢者施設等の従事者は、果たしてこの事実をどのくらい知っているだろう？　もし、まだ知らない人がいれば、ぜひともすぐに労災の申請をしてほしい。

倉田さんは現在、国も認めた新型コロナワクチンによる労災で医療費と休業補償を受け取っている。しかし、「**健康を手に入れるために」と、国民に接種を推進してきたワクチンが労災の対象になるということはどういうことだろう？**　倉田さんは、医療従事者として違和感を覚えずにはいられなかった。

ワクチンを接種したことを原因とする「ワクチン接種後症候群」と診断され、労災も認定された倉田さん。ワクチンに翻弄された彼女が国に求めることを訊ねると、明確に次の2点を教えてくれた。

「国は、正しい情報を国民に対して伝えていただきたいということ。もう一つは、国が強く推奨したワクチンによって健康被害を受けていらっしゃる方がたくさんいるので、その方々にきちんと目を向けていただきたい、正面から向き合っていただきたい。その2つに尽きます」

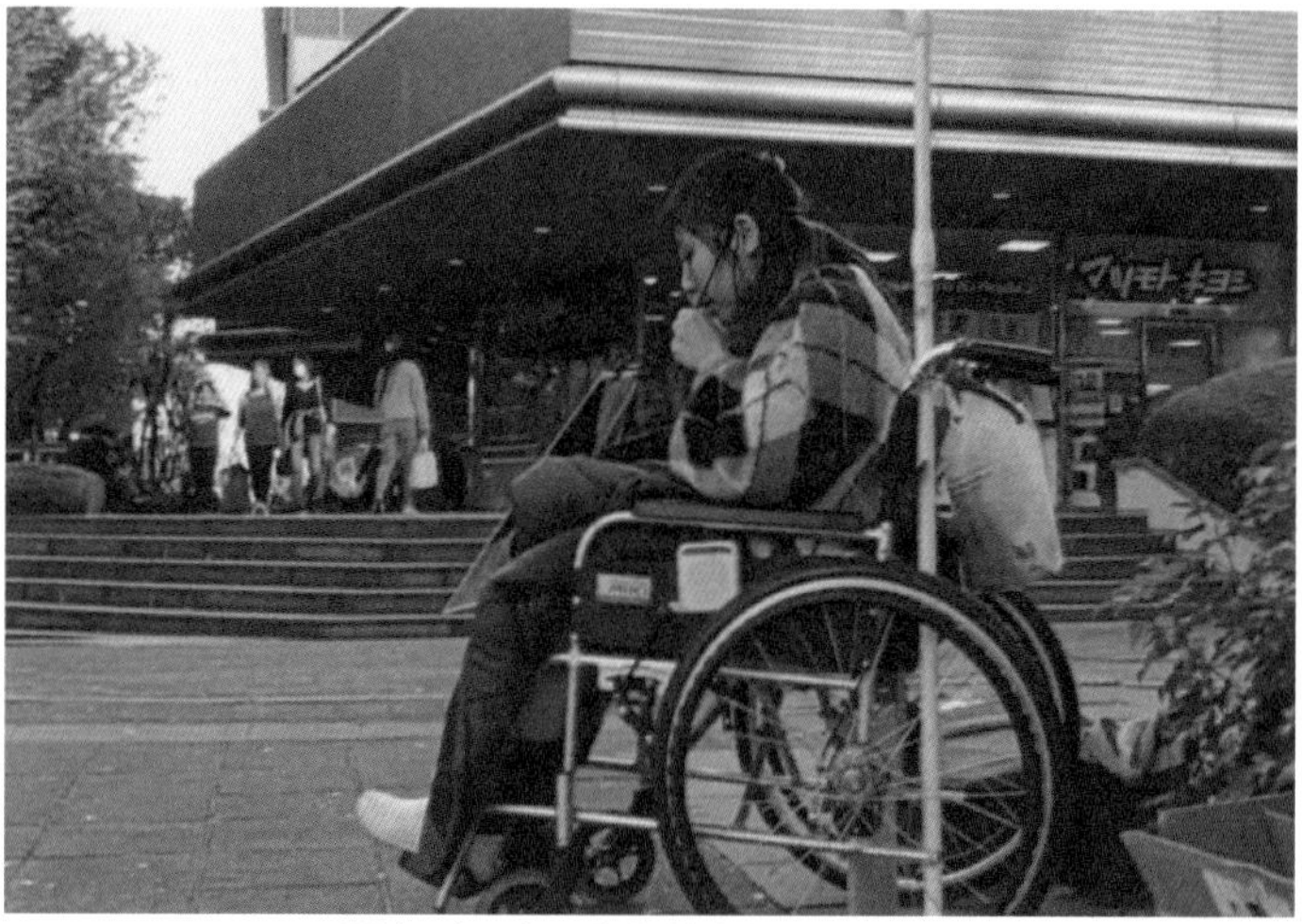

駅前で車いすに乗り、被害を訴えるため辻立ちをする倉田さん。

倉田さんは、奈良県内の主要な駅前などでマイクを手に辻立ちをしている。

車いすに乗りながら、自分の身に起きた事実を話し、国に一刻も早く患者らを救済するように訴えているのだ。

その活動範囲は大阪や京都などにも広がり、街宣活動は計20回以上にも上っている。

現在は休職していて看護師として人の役に立てないため、今はこの活動をすることで人の役に立ちたいのだという胸の内を明かしてくれた。

いつしか、彼女が自らの足で大地を踏みしめ、自らの手でビラを配る日が訪れることを願わずにはいられない。

大石解説！ | YouTube用サムネイル集 1

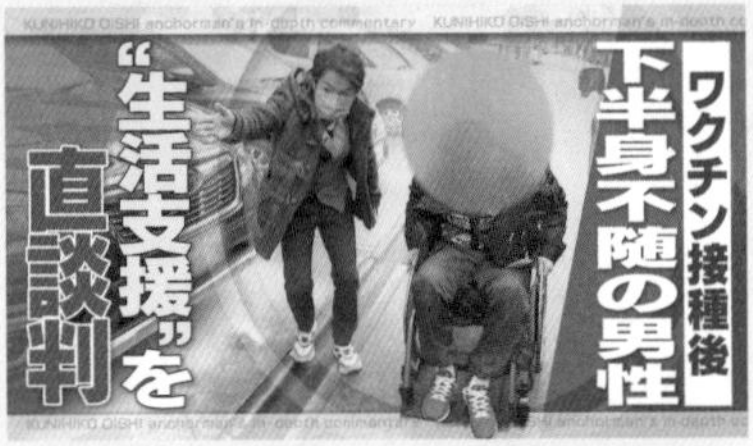
ワクチン接種後
下半身不随の男性
“生活支援”を
直談判

投稿 2023.3.20

関連ページ：
『新型コロナワクチンの光と影』 4章
p.112～

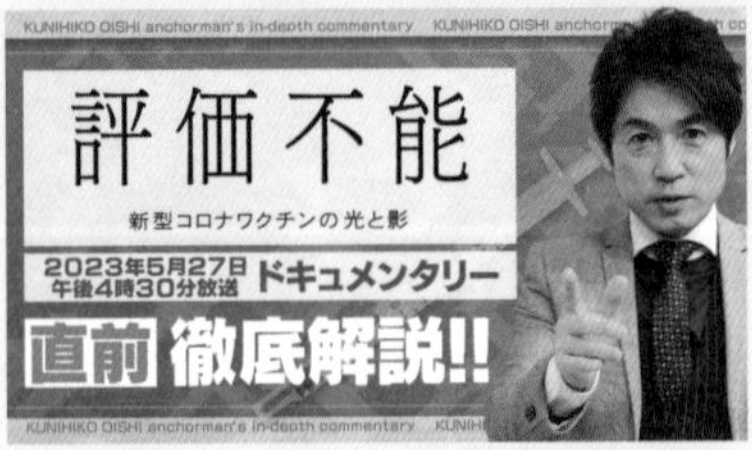
評価不能
新型コロナワクチンの 光と影
2023年5月27日 午後4時30分放送 ドキュメンタリー
直前 徹底解説!!

投稿 2023.5.24

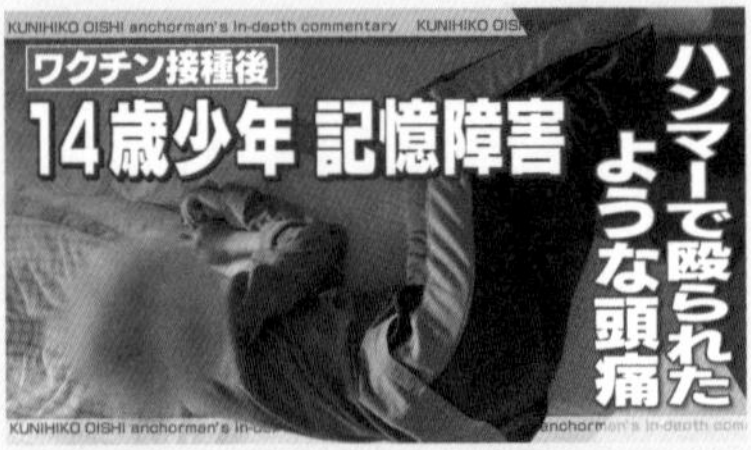
ワクチン接種後
14歳少年 記憶障害
ハンマーで殴られた
ような頭痛

投稿 2023.7.20

関連ページ：4章
p.156

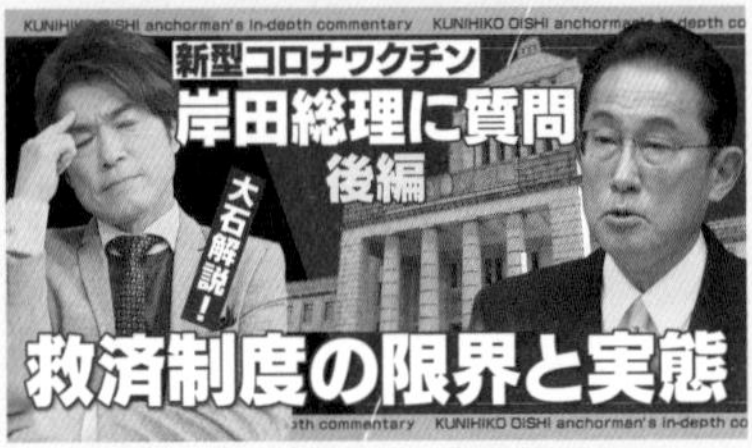
新型コロナワクチン
岸田総理に質問
後編
大石解説！
救済制度の限界と実態

投稿 2023.7.27

3章

「本当のことを知りたい」

――遺族たちの思い

高校野球のエースだった28歳の営業マンの心臓は溶《と》けてしまった

私のスマホに何件も着信が入っていた。その着信数の多さが、緊急性を物語っていた。京都大学名誉教授の福島雅典医師からの電話だった。

福島名誉教授は、新型コロナワクチンの副反応の多さに以前から疑問を持っていて、我々にメールをくれたことから連絡を取り合うようになった。

すぐに折り返しの電話をすると、福島名誉教授は興奮気味に語り始めた。

「ワクチン接種後に死亡した若い男性がいる。解剖してみると、ワクチンとの関連があるという結果が出たんだ」これは何を意味しているのか？

福島名誉教授は、解剖の結果「関連性あり」と判断されたことがいかに重いことかを知り尽くしていた。

ワクチン接種後に死亡したという若い男性は、岐阜県内に住んでいた。

自宅を訪ねてみると、若い妻と両親が迎えてくれた。

夫の突然の死によって結婚生活はわずか2年で終わり、今はまだ1歳6カ月の息子と二人暮らしだという。自宅は新築の一軒家。真新しいデザイン住宅だった。

玄関に敷き詰められたタイルがとても素敵だったので見ていると、父親が「私はタイル職人で、息子のために私がこの玄関のタイルを貼ったんですよ……」と、整然と敷き詰められたタイルを見つめながら、寂しそうにそう語った。

若い一家の、まさに大黒柱である主を失った家。

家の中に入ると、赤ちゃんの元気な声が響き渡っていた。リビングを元気に動き回る姿が目に飛び込んできた。隣の部屋には遺影があり、走り回る息子を微笑ましく見守っているように見えた。

「穏やかで優しい人でした」案内してくれた妻が、そう教えてくれた。

遺影の前には、グローブが丁寧に置かれていた。

「息子は元高校球児で、エースピッチャーだったのですよ……」誇らしくも懐かしそうに教えてくれたのは父親だった。その高校は、野球の名門高校で何度か甲子園にも出場していて、上位まで進出した大会もあったほどの岐阜県内屈指の強豪校だった。

当時の写真を見せてもらった。サウスポーで変化球を駆使して打たせて取るタイプの技巧派投手だったようだ。小さい頃から野球一筋の少年で、高校でも、大学に進学しても野球部に所属していた。卒業後も筋トレを欠かさないスポーツマンであり、普段から健康そのものだったという。

しかし、ある日を境に日課の筋トレもできなくなったのだと妻は話していた。

その日というのは、2回目のワクチンを接種した2021年11月11日のことだった。

1回目接種後は、腕の痛み程度の副反応だったので、躊躇なく2回目のワクチン接種を選択したが、それから明らかな体調不良が続くことになる。

具体的な症状としては、全身の倦怠感、食欲不振、そして発熱だった。

熱は38度を超えるくらい。これだけ聞くと、コロナワクチンではよく聞く、ごく一般的な副反応にも思える。妻もそう思っていたという。おそらく本人もその程度に感じていたのではないだろうか。

なぜなら、市販の解熱鎮痛薬を飲めば、その時は一時的にだが、簡単に熱が下がったからだ。本人も心配していなかったのか、熱が下がると仕事にも行っていた。

28歳の営業マン、バリバリの働き盛り。おそらくその後の急変など、予想もしていなかったに違いない。しかし、熱は薬を飲めば下がるものの、またしぶとくぶり返す。

普段は旺盛な食欲もなくなり、何より倦怠感がずっと続いていた。

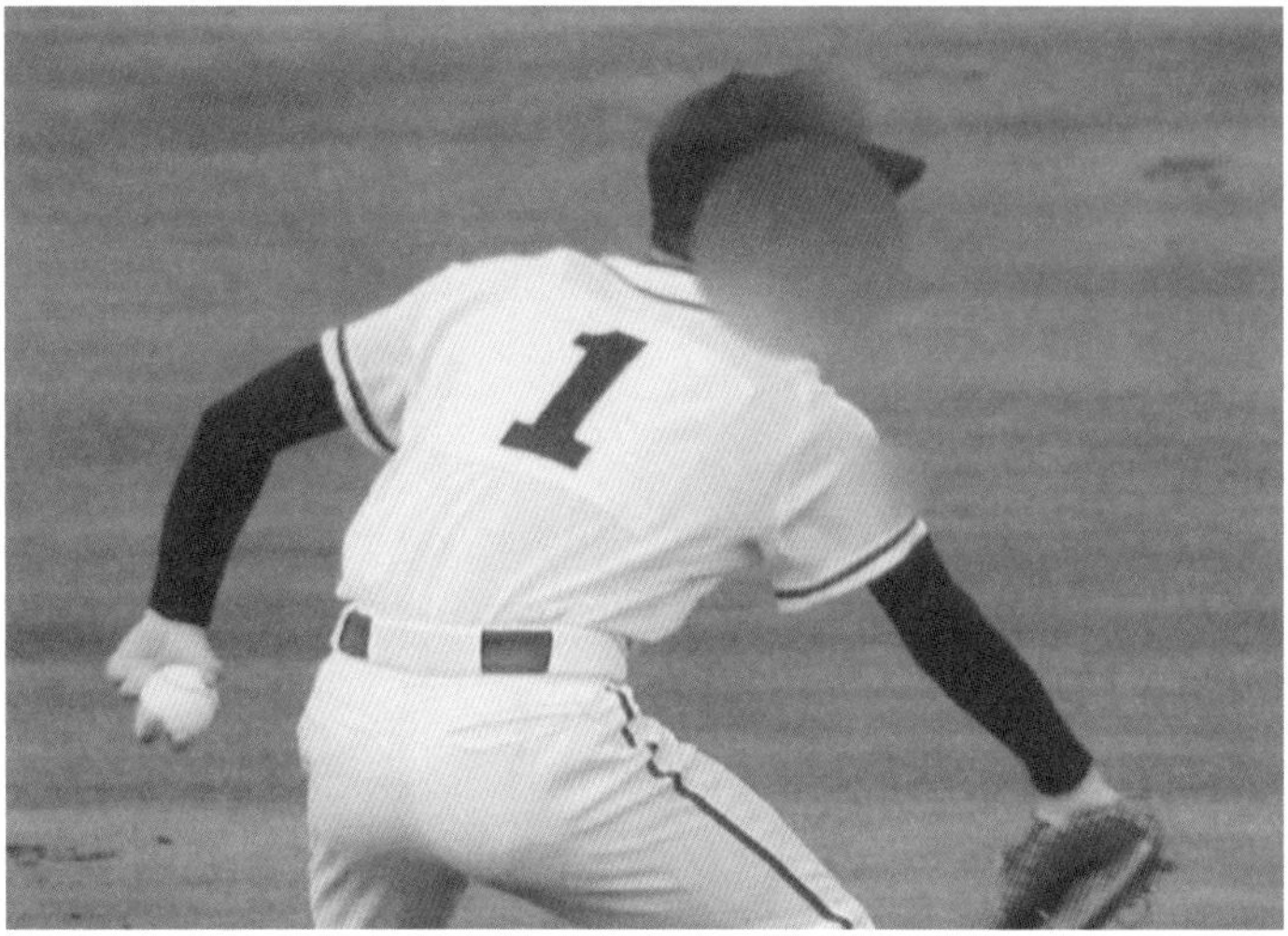

岐阜県屈指の強豪校のエースだった。

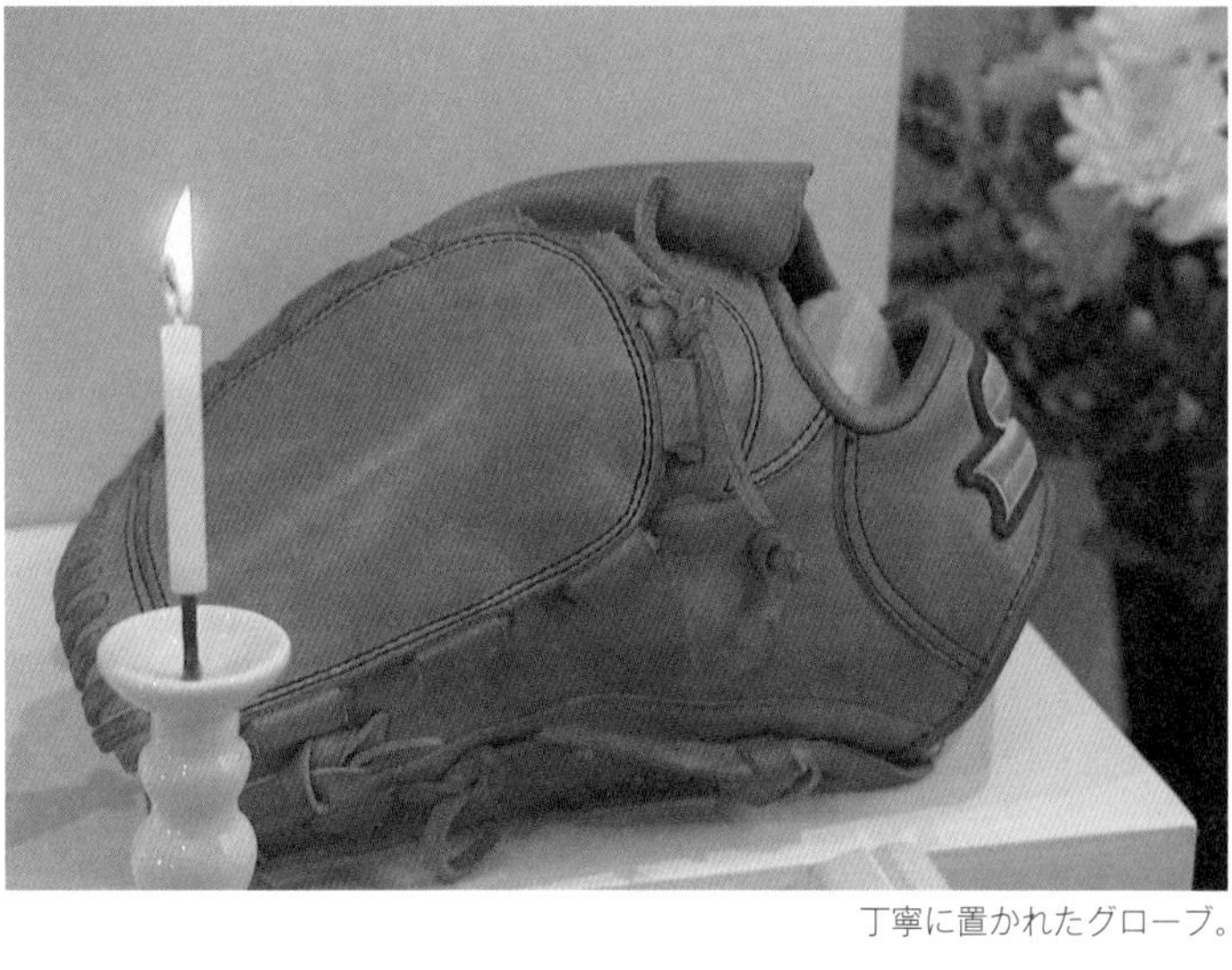

丁寧に置かれたグローブ。

そして、異変は突然やってきた。接種から5日後の11月16日。この日は、不幸なことに男性は妻と別々の寝室で休んでいた。ワクチン接種後ずっと調子が悪いのに、赤ちゃんの泣き声などでしっかりと休養が取れないと夫が可哀想という妻の配慮だった。

翌朝妻が目覚め、夫の寝室を覗いたが、まだぐっすり寝ているようだった。そっと扉を閉めて朝食を摂り、小さい息子と外出した。昼前には帰宅し、もう一度寝室を覗くと、まだ寝ている。胸騒ぎを覚えた妻は夫に声をかける。だが返事がない。

夫の体に触れると、明らかな異変を感じざるを得なかった。体が冷たいのだ。

妻は慌てて頬をはたく。起こそうとして大声でその名を呼ぶ。彼を呼び覚まそうと必死だった。それでも全く目覚めない夫。カーテンを開け、部屋を明るくした。

あることを悟った。「夫は、死んでいる……」。

それでも彼女は認めたくなかった。今度は心肺蘇生を始めた。何度も何度も、何度も叫びながら胸の上を力いっぱい押した。「夫の死を認めたくない」という思いで……。

救急車を呼んだ。しかし、手の施しようがないと言われ、死亡が確認された。

妻は必死に闘ったが、夫が還ってくることは二度となかった。

死因は、急性うっ血性心不全。しかし、遺族はこの死因に強い違和感を持った。

小さい頃からの野球少年で、心臓に既往歴などの問題は一切なかった。結婚してからも、健康診断で心臓に問題ありと言われたことなど一度もなかったからだ。その後、遺体は解剖に回され、なぜ死亡したのかの調査が行われた。

2021年11月11日	ワクチン接種2回目（ファイザー） →38度の高熱、倦怠感など体調不良が続く
16日朝	死亡確認 死因「急性うっ血性心不全」

解剖は、岐阜大学の道上《みちがみ》医師が担当した。

その結果を見せてもらった。死因は「心筋融解《ゆうかい》、横紋筋《おうもんきん》融解症による急性うっ血性心不全」と記してあった。この横紋筋融解症については「薬物の副反応の可能性が考慮され、経過からは新型コロナワクチンや解熱鎮痛薬の可能性が考慮される」と、熱が出た際に服用した解熱鎮痛薬の可能性も示唆していた。しかし、最終的には「新型コロナワクチン関連死（推測）」と結んであった。

横紋筋融解、心筋融解とは？

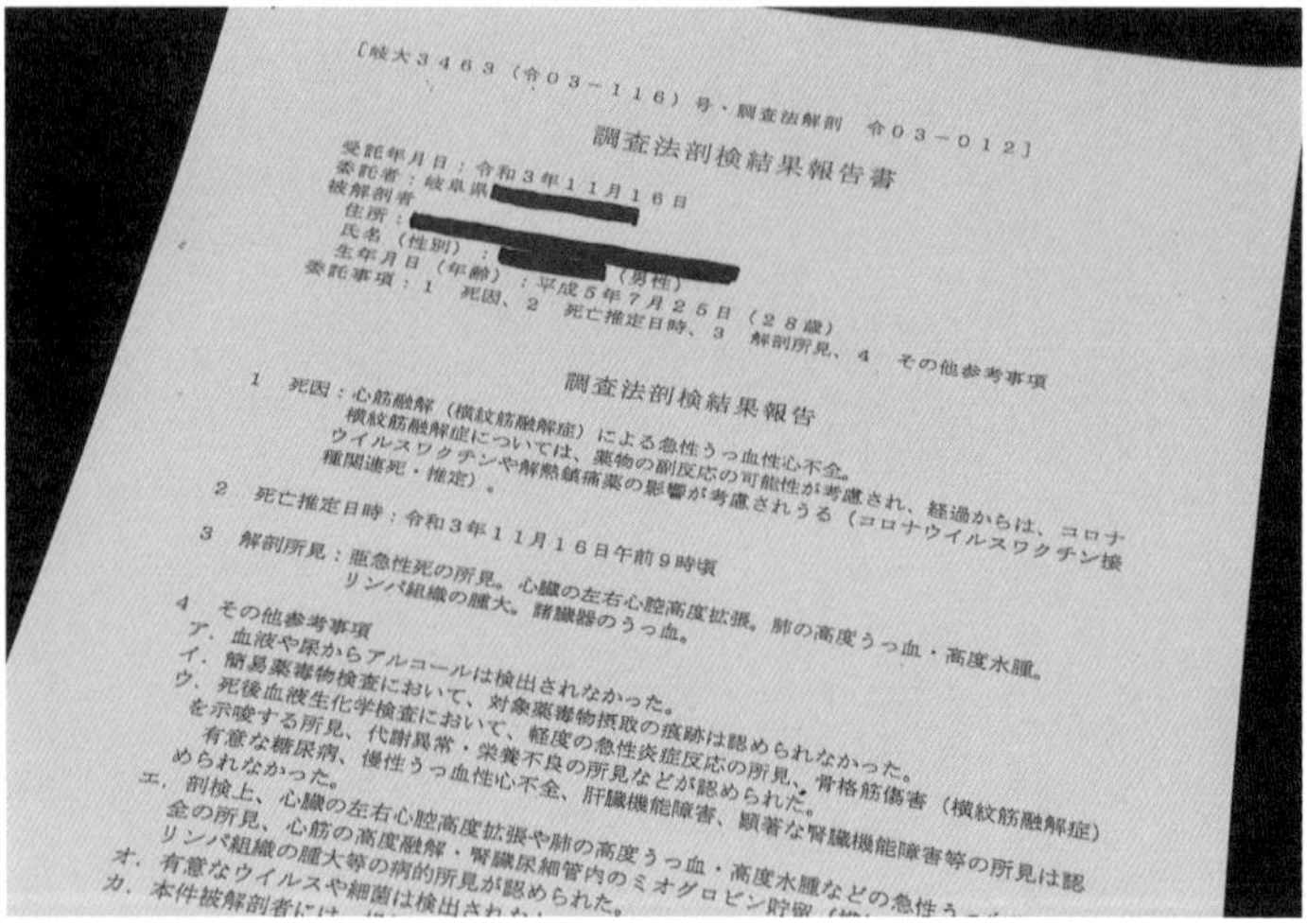

［岐大３４６３（令０３－１１６）号・調査法解剖　令０３－０１２］

調査法剖検結果報告書

受託年月日：令和３年１１月１６日
委託者：岐阜県[redacted]
被解剖者
住所：[redacted]
氏名（性別）：[redacted]（男性）
生年月日（年齢）：平成５年７月２５日（２８歳）
委託事項：１　死因、２　死亡推定日時、３　解剖所見、４　その他参考事項

調査法剖検結果報告

１　死因：心筋融解（横紋筋融解症）による急性うっ血性心不全。
横紋筋融解症については、薬物の副反応の可能性が考慮され、経過からは、コロナウイルスワクチンや解熱鎮痛薬の影響が考慮されうる（コロナウイルスワクチン接種関連死・推定）。
２　死亡推定日時：令和３年１１月１６日午前９時頃
３　解剖所見：亜急性死の所見。心臓の左右心腔高度拡張。肺の高度うっ血・高度水腫。リンパ組織の腫大。諸臓器のうっ血。
４　その他参考事項
ア．血液や尿からアルコールは検出されなかった。
イ．簡易薬毒物検査において、対象薬毒物摂取の痕跡は認められなかった。
ウ．死後血液生化学検査において、軽度の急性炎症反応の所見、骨格筋傷害（横紋筋融解症）を示唆する所見、代謝異常・栄養不良の所見などが認められた。
有意な糖尿病、慢性うっ血性心不全、肝臓機能障害、顕著な腎臓機能障害等の所見は認められなかった。
エ．剖検上、心臓の左右心腔高度拡張や肺の高度うっ血・高度水腫などの急性う
全の所見、心筋の高度融解・腎臓尿細管内のミオグロビン貯留（
リンパ組織の腫大等の病的所見が認められた。
オ．有意なウイルスや細菌は検出されな
カ．本件被解剖者には

「死因は心臓の筋肉が溶けていたことによる」という検視結果。

これは心臓の筋肉が何らかの原因で溶けて動かなくなるというもの。解剖結果にあるように、心筋融解の原因は解熱鎮痛薬の可能性もあるものの、市販されるような薬で心筋融解が起きるとは考えにくく、やはりワクチンによるものではないかと結論づけられている。だからこそ、診断結果にも「新型コロナワクチン関連死（推定）」と明記されていたのだ。

先に述べた福島名誉教授も同じような見解を持っていて、「これはワクチンの関連死である可能性が極めて高い」と我々のカメラの前でも訴えた。

この解剖結果は国にどう判断されるのだろうか。名古屋大学名誉教授で、こうした一連のワクチンの副反応について調査研究

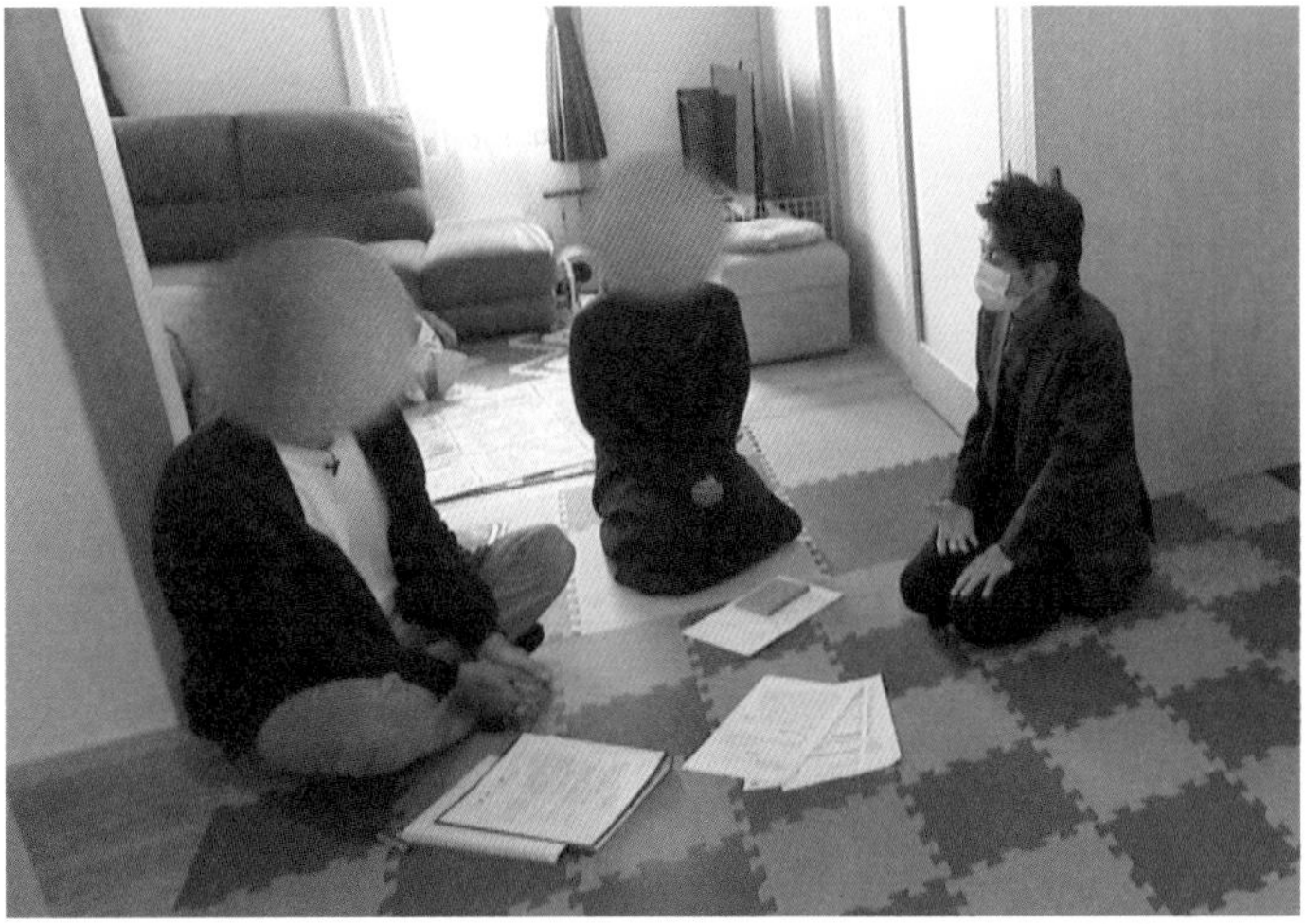

人に伝染さないように、とワクチンを接種したのに。

していた小島勢二《こじませいじ》医師は、「臨床の世界では解剖の結果が絶対」としたうえで「通常、解剖結果が覆ることはまずない」と明言していたことを思い出した。それだけ解剖医が出した結論は重いということだ。

　大きな声を出しながら満面の笑みを浮かべて走り回る息子とは対照的に、妻は涙ながらにこう語った。「外回りをしているから感染リスクも高い。この子と私に伝染《うつ》しちゃいけないからと言って、夫はワクチンを接種したのです」

　一方、父親はその話を聞き、その妻の話を遮《さえぎ》るように言った。

「僕が息子にワクチンを勧めました。お前は営業マンだから、お客さんに迷惑をかけちゃいけないぞ」と。

うつむきながら悔いる二人を、遺影の中の彼は包み込むような表情で見つめているように、私には感じられた。

妻は、一人で夫の一粒種の息子を育てていくことを決意した。父親は、息子が亡くなった原因を究明するために動くことを決めた。二人の人生を大きく変えた原因はワクチン接種なのか？　それとも別の理由なのか？

彼の体に残された物言わぬ証拠、その解剖医の結論を国はそのまま受け入れられるのだろうか？　この結論は、今後の国の判断を左右する大きな結論に繋がるはずだ。これは単なる一例に留まらないだろうと私は思っていた。


最初の取材から10カ月が経過した頃、私は遺族会「繋ぐ会」の慰霊デモを取材するため、京都にいた。約２００人の参加者のうちの一人から「大石さん、お久しぶりです」と声をかけられた。

聞き覚えのある声だったが、顔には馴染みがなかった。その人は、以前取材したワクチン接種による遺族の一人で、あの28歳の男性の父親だった。顔に馴染みがなかったのは、取材当時はマスクをつけていたからで、その芯の強そうな瞳を見て記憶が呼び戻された。

彼は遺族会には入っていないが、今回はデモの話を聞いて岐阜から京都まで駆けつけたという。理由は、ワクチン接種後の死亡事例が増えているにもかかわらず、国の姿勢も、そして社会も何も変わらないことへの苛立ちがあったからだ。

２０２３年11月16日、三回忌を迎えた。子供は２歳７カ月になり、妻は29歳から31歳になっていた。


妻の子育て法には、あるこだわりがあった。

「この人がパパだよ」と生前の写真を見せては、父親の存在を伝えること。息子も理解しているようで、パパを見ては喜んでいるという。しかし、いつか気づくはずだ。自分の父親がいつも写真の中にしかいないことを……。

そのとき妻は、息子に父親の死をどう説明するのだろうか？

現段階では、国はワクチンとの因果関係については「評価不能」だが、その関連性が解明されない限り、妻は我が子に「なぜパパがいないのか」説明すらできないのだ。


一家にとってのかけがえのない存在が亡くなるという一大事が起きても、時は流れ、世の中は何事もなかったように動いていく。このワクチンのことも、かつての薬害のように世間の人々は日々の生活に追われ、いつしかその記憶は忘却の彼方へと消えていくのかもしれない。

しかし、当事者たちにとっては違う。いつまでも、答えのない問題を出されたまま、腑に落ちない気持ちで人生を送ることになる。

28歳の男性は、産まれたばかりの免疫のない息子を危険にさらしてはいけないし、営業という仕事だったからか、仕事先の相手を感染させてはいけないと心に決めてワクチンを接種した。言ってみれば、家族と社会を守るためにワクチンを接種したのだ。

家族を守り、社会を守る。これは、国が我々国民に求めた責任だった。

任意とはいえ、国が国民にワクチン接種を求めたのだ。

だからこそ、国はその求めに応じた人に対して、しっかりと向き合うべきだ。それが、国の求めに応えた国民に報いる責任だ。

せめて、残された妻が、日々成長する息子にパパの死の理由を説明できるように。

父と子――遅すぎた再会

接種後に死亡した人の取材をしていて、時折ハッとすることがある。

誰かが亡くなったニュースを扱うことは、生きている人、生きていく遺族のニュースを扱うことに他ならない。「死のニュース」を扱うことは、同時に「生のニュース」を扱うことなのだ。この重みをいつも思い知らされる。我々の伝え方ひとつが、遺族の生きる希望を打ち砕いてしまうことにも繋がりかねないからだ。

私が東正秋《ひがしまさあき》さんと初めて会ったのは、遺族会「繋《つな》ぐ会」の記者会見でだった。

東さんは息子の死について、涙を堪《こら》えようとしながら、時に堪えきれず、溢れる涙を拭いながら、自らの身に起きた事実を語ってくれた。私は、耳を疑った。

2021年9月4日　1回目のワクチン接種（ファイザー）
首や肩などに痛みが出る
↓しかし、ワクチン副反応と思わず
9月25日　2回目接種
↓3日後死亡

東さんの息子は39歳で、ワクチンを接種したのは2021年の9月上旬だった。その接種直後から首や肩などに痛みが出始めたが、当初、彼はそれらの症状がワクチンの副反応とは全く思っていなかった。インターネットでワクチンの副反応の症状を調べても、首や肩の痛みが生じるリスクがあるとはどこにも報じられていなかったからだという。もちろん、テレビでもだ。

本格的なワクチン接種が始まっておよそ半年のタイミング。副反応としてよく知られていたのは発熱、接種部位の腫れなどだろう。だが、首や肩の痛みなどの症状が現れるという情報はまだ不足していたようだった。彼は「これはワクチンの副反応ではないのではないか」と判断し、まずは整形外科や整体へ向かった。接種して間もなく出た症状だったが、それをワクチンによる副反応ではないかと疑う発想は全然なかったのだ。

整形外科へ行って検査してもらったが、原因はわからない。しかも微熱も続いていた。もちろん内科も受診したが、接種してからずっと続く体調不良の原因は分からなかった。彼は何とか原因を突き止めたかった。

9月24日には、1日で3つの医療機関を回った。しかし、それは内科などではなく、全て整形外科だった。なぜ、1日で3つもの病院をはしごして、急いで原因を突き止めようとしていたのか？

それは、翌日2回目のワクチン接種の予約が入っていて、ワクチン接種をしなければいけなかったからだ。つまり、追加接種をするためには、自分の体調不良はワクチン副反応によるものではないことを証明しなければいけなかったのだ。

もし、今ある症状がワクチン副反応によるものなら、接種はやめようと思っていた。かなり真面目な性格だったのだろう。ただ、それだけではないような気もする。あの頃は、接種者も多かったため、ワクチン接種の予約を取ることもなかなか難しかった。デルタ株が猛威を振るっていた第5波は落ち着きつつあったが、新たな変異株の登場も懸念されていて、さらに次の波も警戒されていた時期である。感染や重症化予防のために、なるべく早くワクチンを接種しておきたい。そんな心理が働いていたのかもしれない。

その頃のワクチン接種状況を調べてみた。

1日150万回ペース。日本全国で、競うようにして接種していた頃だった。それは数字からも理解できる。社会全体に流れていたワクチン接種ムードが、彼を接種に駆り立てていたのだろうか。今では知る由もない。

そして、人生を大きく変える、生死を分ける分岐点となった2021年9月25日の土曜日を迎えることになった。彼は接種に向かった。この週末の土日にワクチン接種を済ませた人は、全国で293万4887人だったとされる。その中の一人が彼だった。

接種1回目から襲われた首や肩の痛みなどの体調不良。

さらに2回目は、「異常な高熱」が体を蝕んだ。千葉で一人暮らしをしていた彼には恋人がいた。高校時代からの長い付き合いで、別々には暮らしてはいたが、彼女がほぼ身の回りの世話をするほどの深い関係だった。

接種から三日後、突然、彼女が彼に連絡しても連絡が取れなくなった。

電話やメールを何度しても反応がない。普段はレスポンスが速い彼からの連絡が完全に途絶えた。マンションの部屋を訪れたが、鍵がかかっていて開かなかった。

何か悪い予感がしたため、警察に連絡し、警察官とともに部屋に足を踏み入れた。連絡がついた母親も一緒に対面することになった。

彼は、すでに変わり果てた姿で倒れていたという。

41・5度を差していた体温計

彼の傍らには体温計があった。高熱が出ていたため、何度も計測していたと推測するが、驚いたのは体温だった。電源を入れると、最後に計測した時の体温が表示された。41・5度。目を疑った。

これは何を意味するのだろうか? 体温計は一般的には42度までしか表示されない。その体温を超えれば、ほとんどの人が死亡するため、それ以上の表示は必要ないのだ。つまり、体温における生と死のデッドラインが42度なのだと言ってもいい。そのデッドライン直前の41・5度。彼は高熱で意識が朦朧とする中、この数字を見てから死亡したものと思われる。

長年支えてくれた彼女に助けを求めることすらできない状況だったのだろう。

死因は致死性不整脈。千葉大学の解剖結果は「接種後の発熱が致死性不整脈の発症に関連した可能性は否定できない」と結論づけていた。

最初に遺体を見たのは母親と彼女だった。そして、暫くしてから父親の東さんが対面したという。当時の状況の記憶を呼び覚ましながら、最初は淡々と語っていた東さんだったが、しだいに乱れる心を隠せない様子になった。

「実は、私が息子と直接会ったのは13年ぶりだったのです」と、少し気まずそうに語り始めた。結論から言えば、父親と息子は断絶状態だったというのだ。

父親は、彼の子供の頃のエピソードを懐かしそうに話し始めた。サッカー少年だった彼は、柏レイソルのジュニアユースでも活躍する逸材で、小学生の頃は、千葉県代表にも選出されるほどの実力の持ち主だった。健康優良児そのもので、医者にかかった記憶もないと父親は胸を張った。

インタビュー中、我々の目の前には息子の遺影があり、その横には、元気そうに走り回るサッカー少年がいた。その一瞬を捉えた写真、私にとっては静止画だったが、父親には違って見えていたようだった。きっと父親の眼には息子が躍動する動画が映し出されていたに違いなかった。

「父子関係に亀裂が入ったのは、大学受験の時だったようです」と父親が回顧した。

「ようです？」いかにも他人事のように聞こえるが、実は、関係悪化の決定的な理由について、父親は今でも分かっていないというのだ。

息子と仲が良かった娘が、後に教えてくれたという。サッカー一筋、何事にも全力で取り組む息子だった。しかし、大学受験の時、あまり勉強に身が入らない息子に対して父がお灸を据えたことがあった。どうやら、それが原因で、息子は父親を毛嫌いするように

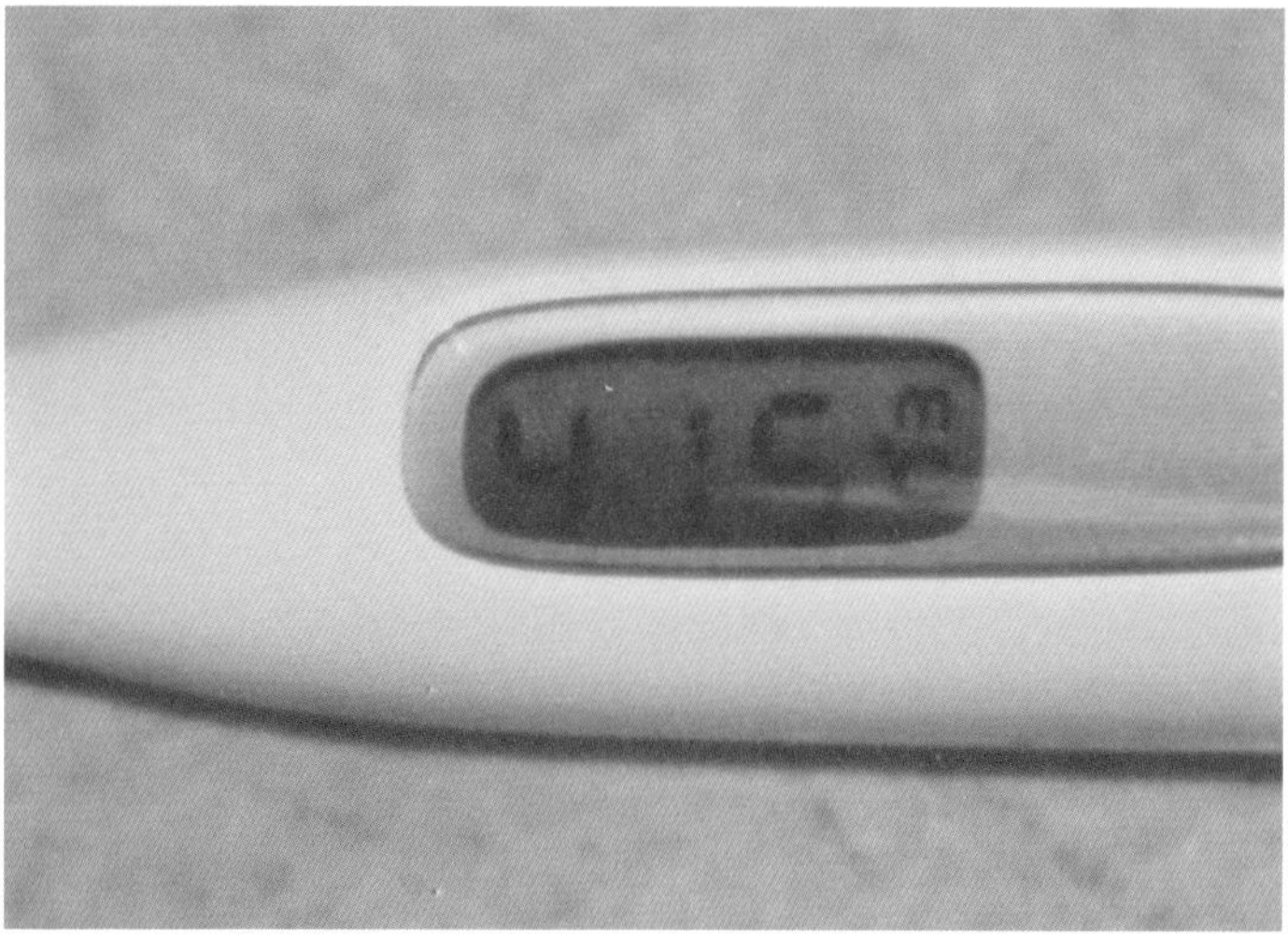

死の直前、体温計は41・5℃を示していた。

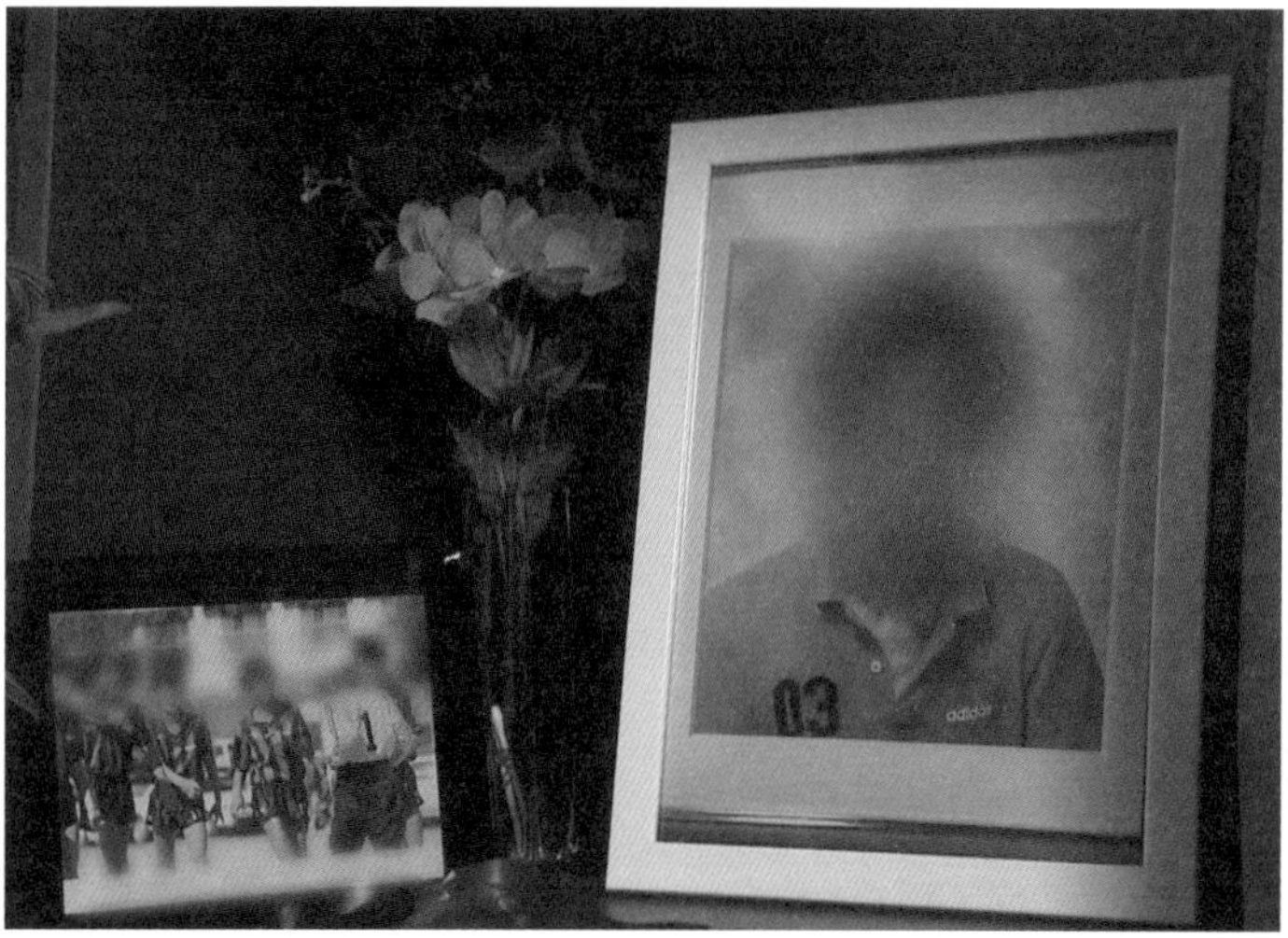

遺影と柏レイソルジュニアユース時代の雄姿。

なってしまったのだという。そんな些細なことで？　と傍から見れば思うことも、本人からすれば「断絶」を決意するくらいの心をえぐる一言だったということかもしれない。

13年もの歳月が流れる中、父親は何度か息子にメールも送ったという。しかし音沙汰はなかった。二人の亀裂は修復不可能になって久しかった。

そんな中、突然の電話だった。だが、それは音信不通になっていた息子の他界を告げる連絡だった。13年前から止まったままの息子との関係。再び動き出すきっかけが「息子の死」だとは……あまりにも皮肉で残酷すぎる話ではないか。

対面した息子は、ただ静かに眠っているようだった。20代半ばに会ったきり、顔を合わせたことはなかった。気づけば、彼ももう40歳に手が届こうとする歳になっていた。

父は、激しく後悔した。なぜ自分はもっと早く息子との関係修復に動かなかったのだろう。つまらない意地を張っていた自分が情けなく、やるせない気持ちになったという。

こんなに後悔するのであれば、なぜもっと前に息子と向き合わなかったのかとも思うが、日々の多忙な仕事や慌ただしさが親子関係の大切さを忘れさせていたのかもしれない。父は、一番大切なことに蓋をしたまま、13年生きてきた。

この取材を通して、私が注目した点は、ワクチン接種直後から現れた副反応の症状だ。

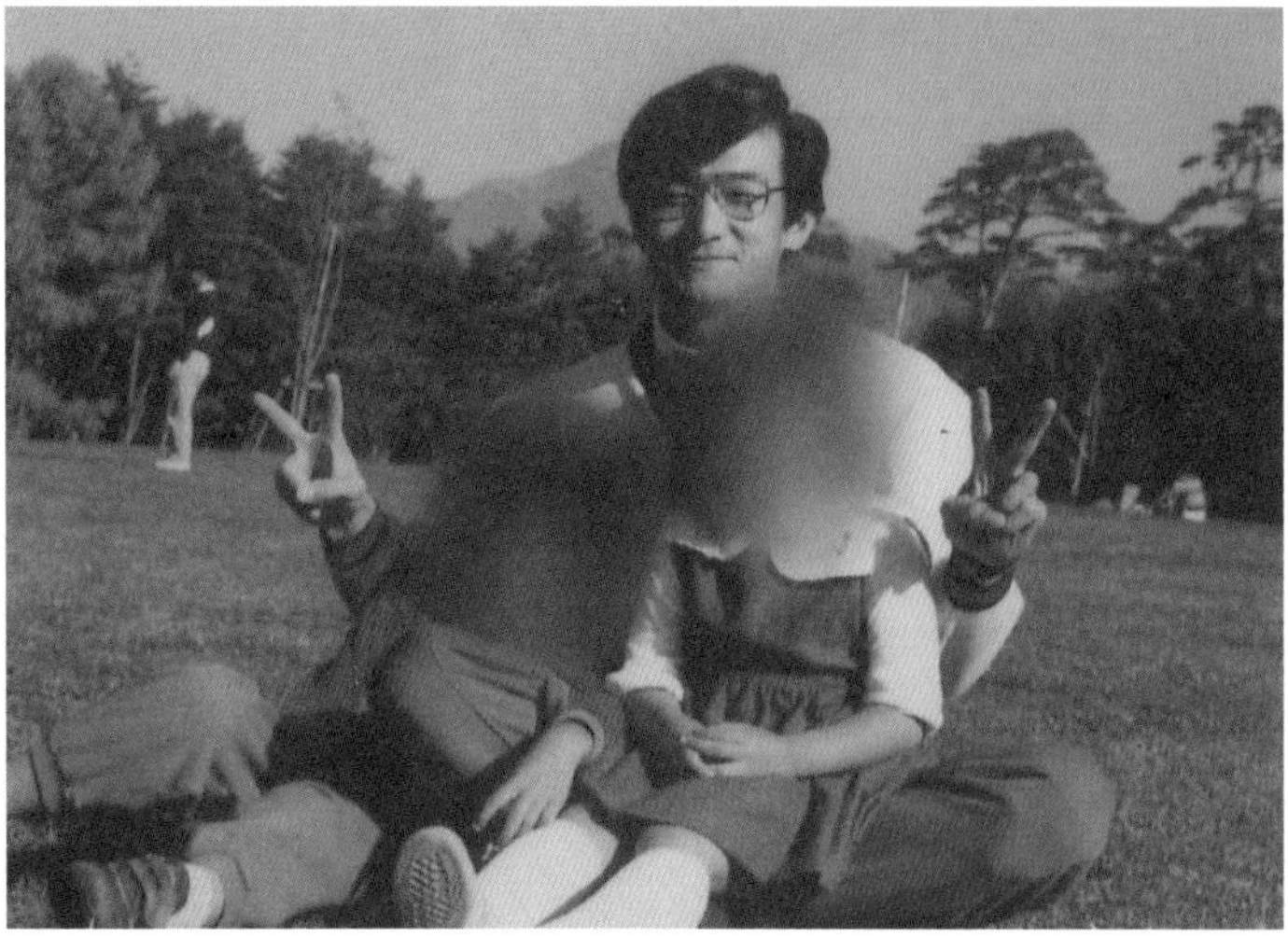

当時を懐かしみ、後悔する東さん

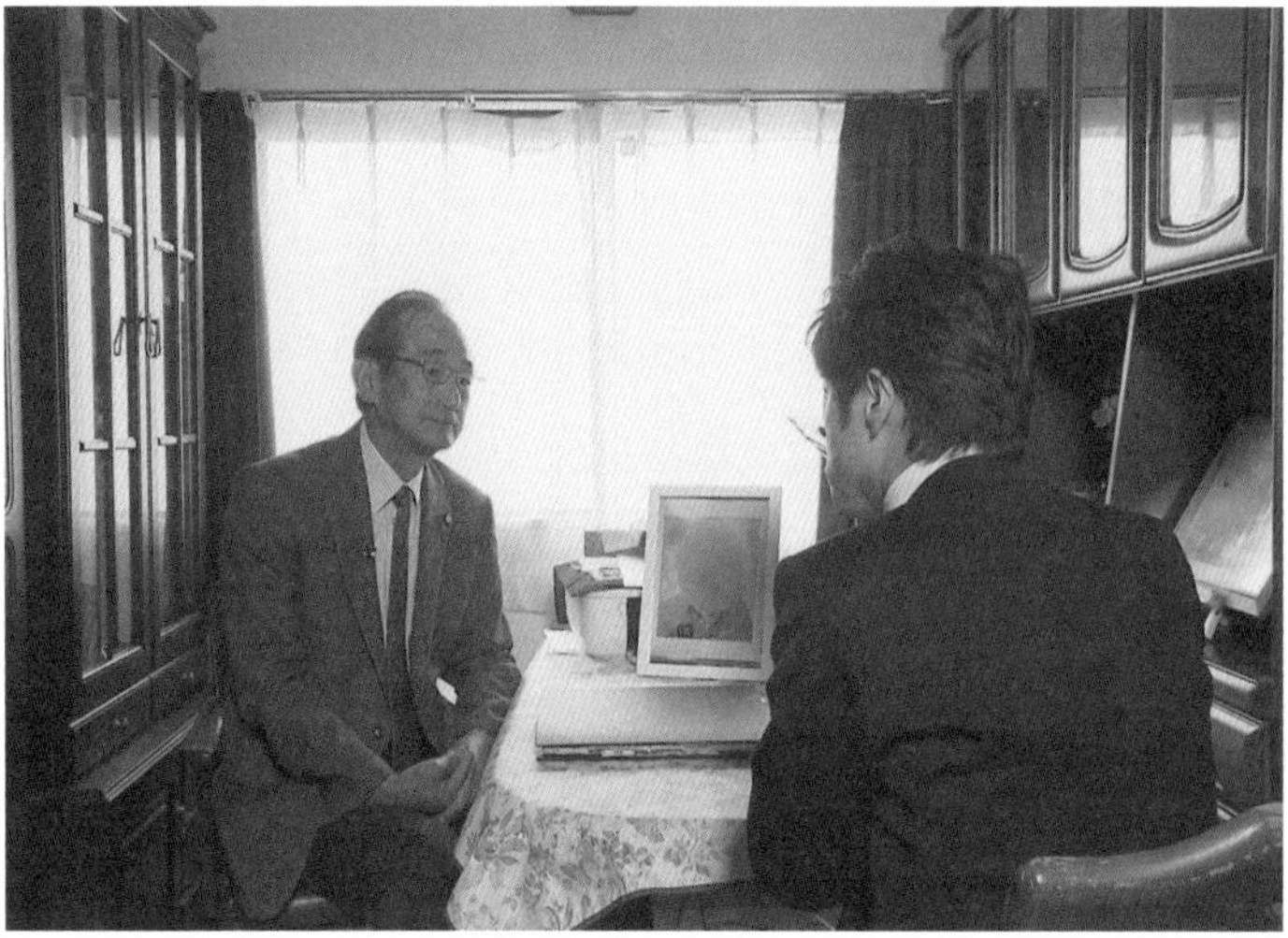

なぜ、もっと早く話し合わなかったのか。

いくつもの整形外科をはしごするほどだった首や肩の痛み。あの当時は知られていなかったが、実はこれこそがこのワクチンの副反応の代表的な症状と言っても過言ではないようなのだ。

ここに、名古屋市が独自に調査した「ワクチン後遺症」の患者の実態をまとめたデータがある。名古屋市は、２０２２年の３月から愛知県看護協会と連携してワクチン後遺症に関する専門の相談窓口を独自に設けてきた。そこで聞き取り調査をした結果から、ある意外な事実が見えてきた。

これまで窓口に相談してきた１３３６人の症状の内訳をみると、最も多いのはＳＩＲＶＡ《シルバ》とも呼ばれる「慢性的な肩や首の痛み」だというのだ。最近、ようやく整形外科医に注目されるようになったＳＩＲＶＡは「ワクチン接種に関連した肩関節障害」のことで、ワクチン接種後に肩の関節周囲炎のために疼痛が続いたり、関節の可動域が制限されて肩が上がらなくなるなどの症状が出るのだという。

もしかしたら、彼にはワクチン接種直後から、この症状が現れていたのではないのか？　経験したことのないほどの首や肩の痛みが出たのでは？　四十肩や五十肩のような痛みと評する人もいるが、彼の年齢は39歳。まだ、体感したことのない未知の疼痛だったのかもしれない。しかし、もしもＳＩＲＶＡについての情報を彼が知っていたらどうだったのだろう。彼は2回目の接種を踏み留まることができたのではないか。

私は、そう考えるようになった。つまり、当時のワクチンリスクに関する情報不足が、結果として一人の男性の未来を奪い、彼の周りにいる人の人生をも翻弄することになってしまったのではないか、と。

そういう意味では、国にはワクチン後遺症の追跡調査を徹底し、どんな症状が生じる恐れがあるのかを全ての医療機関と情報共有してほしいと思う。

もし、あの肩や首の痛みがワクチン副反応の症状かもしれないと分かっていたら、彼は自分の命を救えたかもしれないからだ。


東さんはその後、ワクチン被害者遺族の会「繋ぐ会」の会長になった。

仕事で忙しい日々を送りつつも、遺族会として全国各地を飛び回っている。

今日も家を出る時は息子に「行ってきます」と伝え、鞄には息子の写真を忍ばせて。

13年間の時を埋めるかのように、今日も父子で会話をしているに違いない。

死亡時推定体温42度の異常

あなたは、ワクチン接種後にどんな副反応が出ただろうか？

高熱、倦怠感、接種部位の痛みなど様々な症状が現れたという話を聞く。

その中で、高熱に関して、ある衝撃的な指摘をした医師がいる。それは法医学者として年間１００体以上の遺体を解剖している広島大学医学部の長尾《ながお》正崇《まさたか》教授だ。

２０２２年末、私は広島へ向かった。翌年にサミットを控えている広島では、街の至るところでサミットの文字が見られ、乗車したタクシーの運転手も、コロナ禍で冷え込んだ地元経済がサミット効果で復活することを期待していた。

広島大学に到着し、長尾医師と対面した。かつて名古屋のある公立大学に勤務していた時に私のニュースを見てくれていたらしく、取材はスムーズに進んだ。そのおかげで、かなり突っ込んだ話まですることができた。

長尾医師によれば、ワクチン接種後に死亡した遺体には、ある共通点があったという。

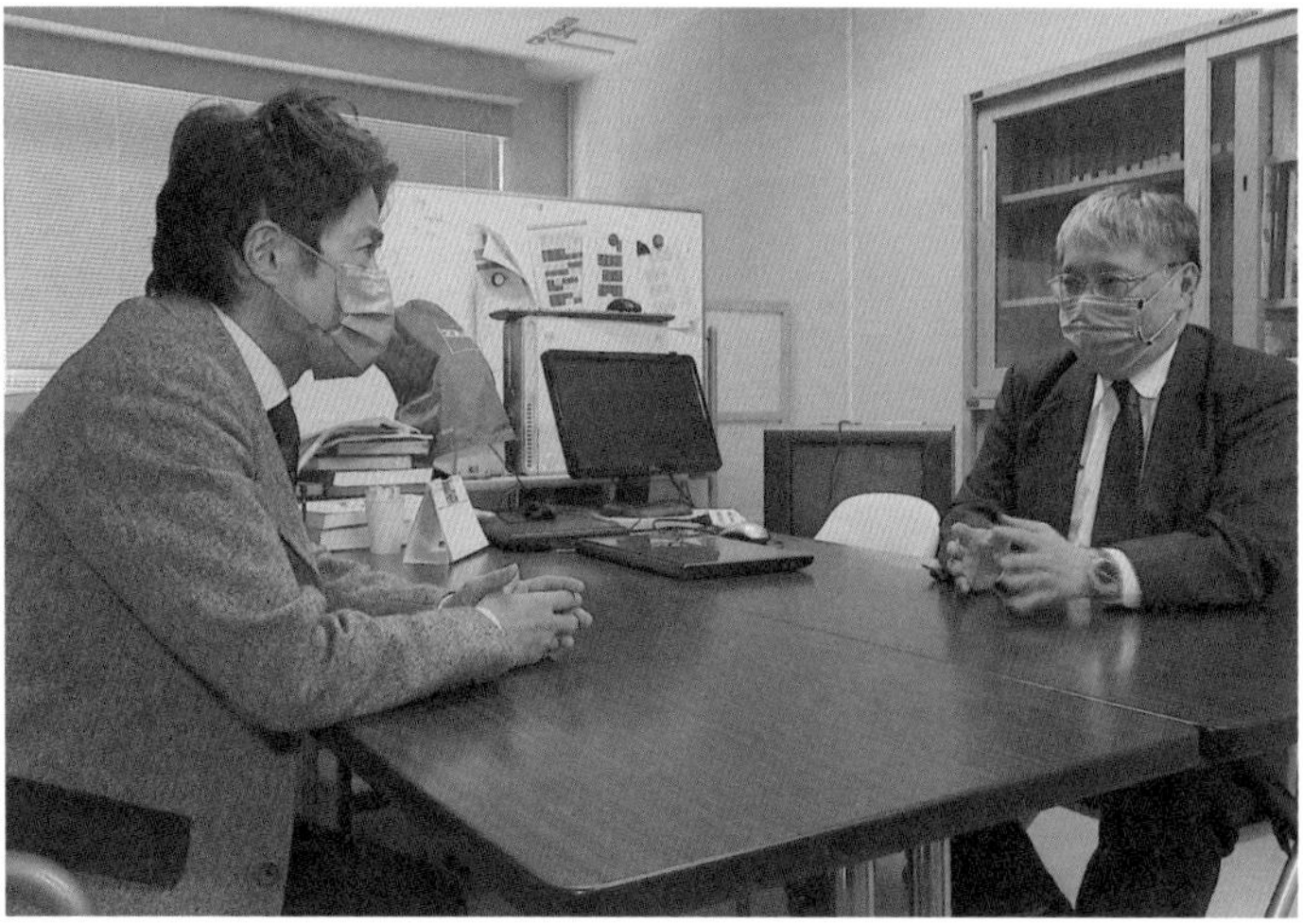

広島大学医学部・長尾正崇教授に話を聞く。

接種後の4人の遺体を調べた長尾医師が最初に強い違和感を覚えたのは、警察で検視をした時だったという。遺体の体温が非常に高く、その温度が33度、34度という普通では考えられないほど高い温度だったというのだ。通常、検視をする段階では、死後硬直が始まっていて、遺体の体温は20度台以下になっているケースがほとんどだということ。

しかし、長尾医師が解剖した4人の遺体の体温は、いずれも30度台と異常に高かった。となると、死亡時の体温は、どう考えても42度から44度前後と推定されるという。

その体温の高さには、ただただ驚くしかない。では、どんな原因でそこまで異常な高熱を発したと考えるべきなのだろう？

長尾医師が、研究室で助手や学生らとともに遺伝子情報の変化を調べてみると、免疫系統の異常が明らかになり、非常に強い炎症反応が起きていたと推測できるというのだ。

意味するところは何か？　長尾医師は、ワクチン接種後の死亡例では体内でサイトカインストームと呼ばれる免疫暴走が起きて、これをうまく調節することができなかったことを示唆しているのではないかと言う。

そもそも免疫とは、「自己」とは違う〝異物〟を排除するための役割をもつスーパーシステムなのだが、mRNAワクチン接種によって自分の細胞がスパイク蛋白を産生し続けたため、自分自身の細胞を〝異物〟と判断してずっと攻撃を加え続けるという、「自己免疫疾患」の症状が起きたのであろうという。

これらを踏まえて、長尾医師は「ワクチンで免疫に異常が起き、自分の免疫が自分自身の細胞を攻撃し続けたことで、体内に炎症が拡がって体温が40数度に上昇し、死に至ったのではないか？」という仮説を立てていた。

これまで取材した人の中にも、高熱で体温が40度を超えたという人は何人かいた。

私が聞いた事例では、41・5度というのが最も高かったが、それを上回る42度から44度もあったとすると、致命的だという。ある医師に確認してみた。体温が42度以上になると、人間の体を構成するタンパク質が破壊され、生命を維持することが困難になるという。やはり、42度は人間の生命維持のデッドラインになるのだ。

一般的な体温計の表示は42度までなので、それ以上の数値は確認できなかったとも推測できるが、かつてない勢いで上昇し続ける体温に大きな恐怖を感じていたのではないだろうか？ 「このままでは死んでしまいそうだ」という絶大な恐怖の中、意識が混濁し、肉体は大きなダメージを受け続ける。

免疫は、「自己」を外敵から守ろうとして、全力で体内に入った〝異物〟を排除しようと闘う。しかし、その〝異物〟というのは、他ならぬ自分自身の細胞なのだ。

最後に長尾医師に核心を聞いた。ワクチン接種後に死亡した4人とワクチンとの関連について、どう考えるべきか？ 長尾医師は淡々と答え始めた。

「それが死因とは言えないが、ワクチンと免疫の関係は、解剖してみたデータから見れば、黒とは言えないが白でもない、グレーとしか言いようがない。ワクチン投与が免疫異常に関与していた可能性はあったのではないか」

人類初のｍＲＮＡワクチンが人体にどんな影響をもたらすのか？ 接種後に死亡した人の身体で一体何が起きていたのか？ 世界中の医学が大きく動き出し、機序はかなり明確になってきた。

さらに解明が進むことを期待したいが、これほどの危険性が指摘されているワクチンの接種を、国の方針として、まずストップすることが先決なのではないだろうか？

「何が兄を殺したのか」
――ジャーナリスト山路《やまじ》徹《とおる》氏の闘い

東京都町田《まちだ》市にある、閑静な住宅街の一角でのインタビューになった。

これまで、取材で何千軒ものお宅に伺ってきた経験から思うことがある。「家にはその人の生活が出る」、「家にはその人の人柄が出る」。そして、「家にはその人の人生が出る」ということだ。

家主の男性は、保護犬や保護猫を引き取って飼っていて、家族の一員としてこよなく愛していたという。遺影を見ても、ひと目で優しそうな人とわかる、人を包み込むような大らかな眼差しをしていた。人生の年輪すら感じる築45年の自宅で、その人は、なぜ突然人生を閉じることになったのか？

2023年の春、国際ジャーナリストの山路徹さんとお会いした。

山路さんは、かつてパレスチナやアフガニスタンなどの海外紛争地に自ら乗り込んで取

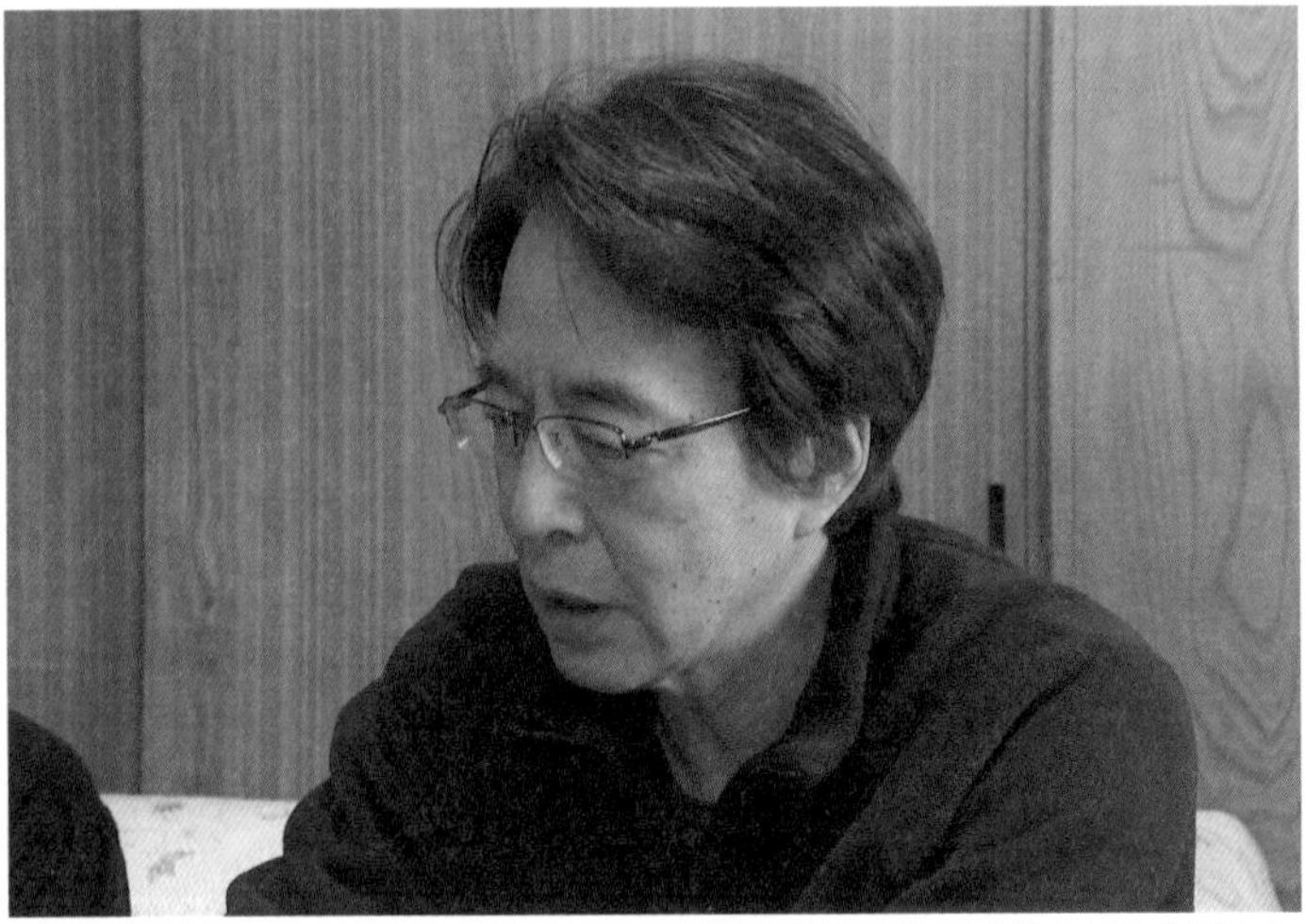

フリージャーナリストの山路徹氏。

材をし、その様子を伝える仕事をしていた。

２０２２年2月に起きたロシアとウクライナの戦争では、ＳＮＳの普及によって、世界中の人はこれまでにない戦地のリアルな映像を目の当たりにすることになったが、それ以前は山路さんのような命知らずのフリージャーナリストのリポートを通してしか、我々日本人が戦争の実情を日本人目線で知ることはできなかった。

多くの日本人の目となって、世界で起きている「今」を知らせてくれたジャーナリストの一人が山路徹さんであり、突然この世を去った男性というのは彼の兄だった。

山路さん自身、最近は保護猫などを守る活動をしているが、兄は弟の活動に共感していたこともあって、彼自身も自宅で保護猫とともに暮らしていたのだ。

私は山路さんとは、以前番組で何度か共演したことがあった。まさかこんな形で再会しようとは思ってもみなかった。

2022年の年末、あるスポーツ紙の記事に釘付けになった。そこには「山路徹氏の兄がワクチン接種後に死亡　原因は？」と書いてあるではないか。私は目を疑った。

これまで多くの遺族や患者を取材してきたが、その中に、肉親や身内の死とワクチン接種との関係に言及した著名人はほとんどいなかった。タレント、スポーツ選手の中にも、コロナ禍で長期的な体調不良になったり、死亡したりした人は少なくないが、それをワクチン接種と関連付けて声を挙げた人は、まだほとんどいなかったはずだ。

背景に何があったかは分からないが、著名人による積極的な公表は、これまでまずなかった。

だから、私は驚いたのだ。しかも、その人が私も共演した経験がある、あのジャーナリストの山路さんだったのだから。早速、連絡を取り、取材させていただくことになった。

山路さんも「こんな形で再会するとはね」と何度か口にしていた。と同時に、「この種の話でよく取材できるね」と、驚かれた。

ジャーナリストだからこそ、このニュースのタブー性についてはよく理解しているはず

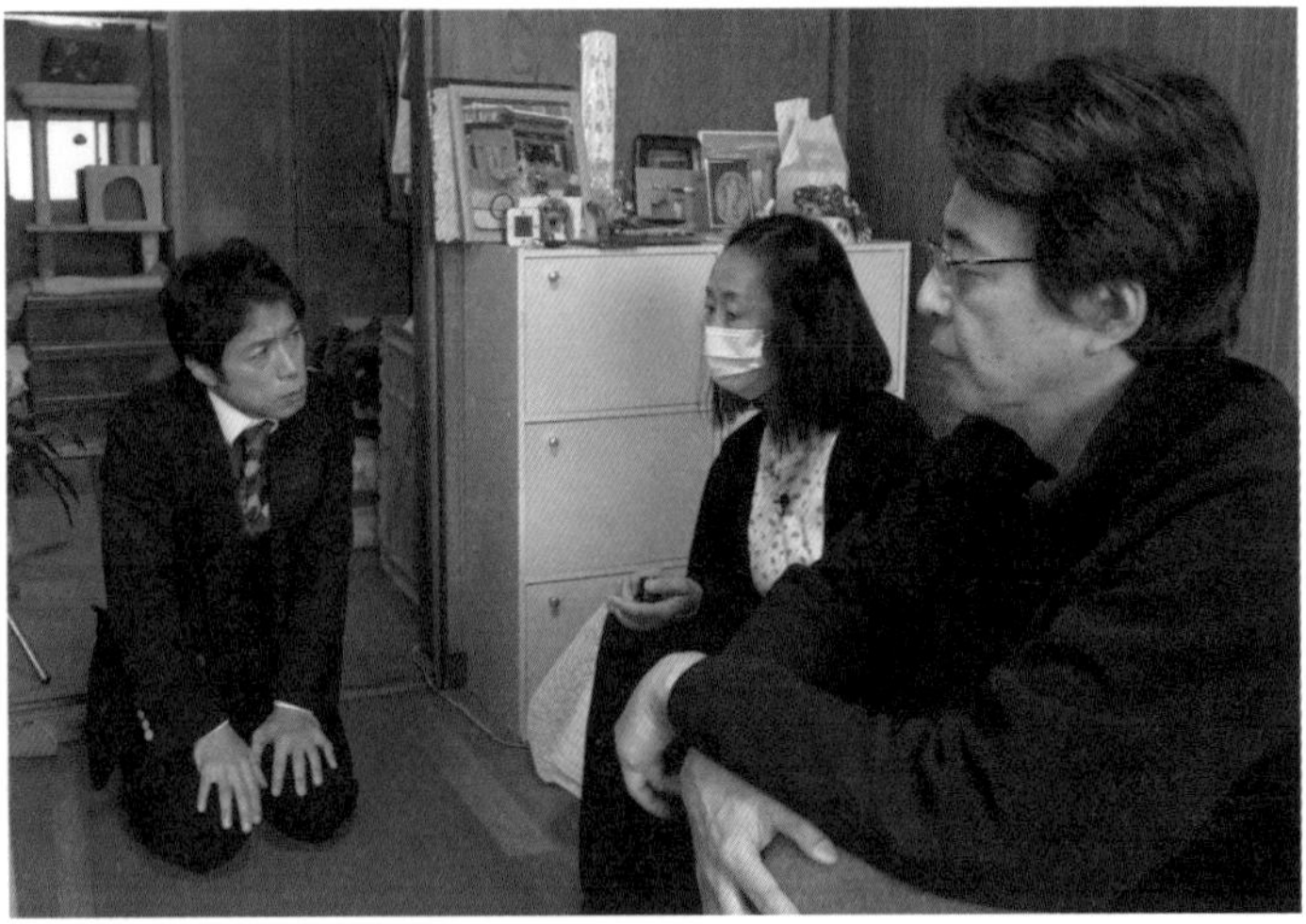
山路徹さんと義姉・友理さんから話を聞く。

だ。新型コロナワクチンに関してのネガティブな情報が流されていない現実を誰よりも肌で実感していたからこその一言で、私はそれを、我々がそれを恐れずに貫いてきた報道姿勢に対する先輩ジャーナリストからの労《ねぎら》いであると解した。

63歳で亡くなった山路さんの兄、篤《あつし》さんの遺影の前で、インタビューが始まった。

兄の妻で、山路さんの義姉である友理《ゆり》さんも同時に取材に応じてくれた。

「これは、夫が亡くなっていた時に握りしめていたものです」と言いながら、妻の友理さんがあるものを見せてくれた。それは、パルスオキシメーターという、血液中の酸素飽和度を測る機器だった。コロナ禍になって注目を集めた機器で、コロナに感染した場合に、急速に悪化する病状を数値で判断できるとして、血圧計のように自宅に常備する人も増えていたし、感染者に貸与しているという自治体もあった。

糖尿病や高血圧などの基礎疾患があったという篤さんだが、妻に「健康オタク」と言わしめるほど、日頃から特別自身の体には気を配っていたという。

妻の推測はこうだ。夫は真夜中に突然体調が悪くなり、寝ていた布団のそばのテーブルに置いてあったパルスオキシメーターを手に取り測定しようとした。しかし、そこで動けなくなり、パルスオキシメーターを握りしめたまま、亡くなったのではないか？

その時の写真も見せてもらった。布団から半身だけ抜け出し、上半身だけ横に向けた状態で倒れていた。

それにしても、妻はなぜ亡くなった夫の姿を撮影したのだろうか？　医療関係の仕事をしていた妻は「咄嗟に夫の体に何が起きたのか、記録として残しておく必要性を感じたのだろう。そして周りの人に伝えたかったのだろう」と、自分の行動を他人のことのように語っていた。その瞬間は、自己分析できないくらい気が動転していたという。

しかし、彼女の口から次いで出てきた言葉を、私は忘れることができない。

「最愛のあっちゃんの最期の姿を、永遠に記憶に留めるために、写真を撮って手元に残しておきたかったの」

篤さんの体には何が起きていたのだろうか？　彼は２０２２年12月２日に、かかりつけ医のもとで5回目のワクチン接種を済ませた。基礎疾患があったため、接種には積極的で、それまでも目立った副反応はなかった。５回目の接種後も、ほとんど体調に変化はなかった。その証拠に死亡した前日も友人と会食をしていたのだという。

生前最期の写真を見せてもらった。旧友との会食後に撮影されたもので、気心の知れた相手と一緒だからこその穏やかな表情をしていた。まさか、その6時間後に死亡することになろうとは、いったい誰が想像しただろうか。真夜中に突然異変が起き、彼はパルスオキシメーターを握りしめたまま命を落とした。享年63。

2022年12月2日	ワクチン接種（5回目） 副反応など体調に変化なし
12月4日	死亡確認 死因　虚血性心疾患

私は、特別に死体検案書を見せてもらった。死因は虚血性心疾患。心臓の筋肉に血液を送る冠状動脈が狭くなったり、塞《ふさ》がったりして血液の巡りが悪くなってしまう病だ。

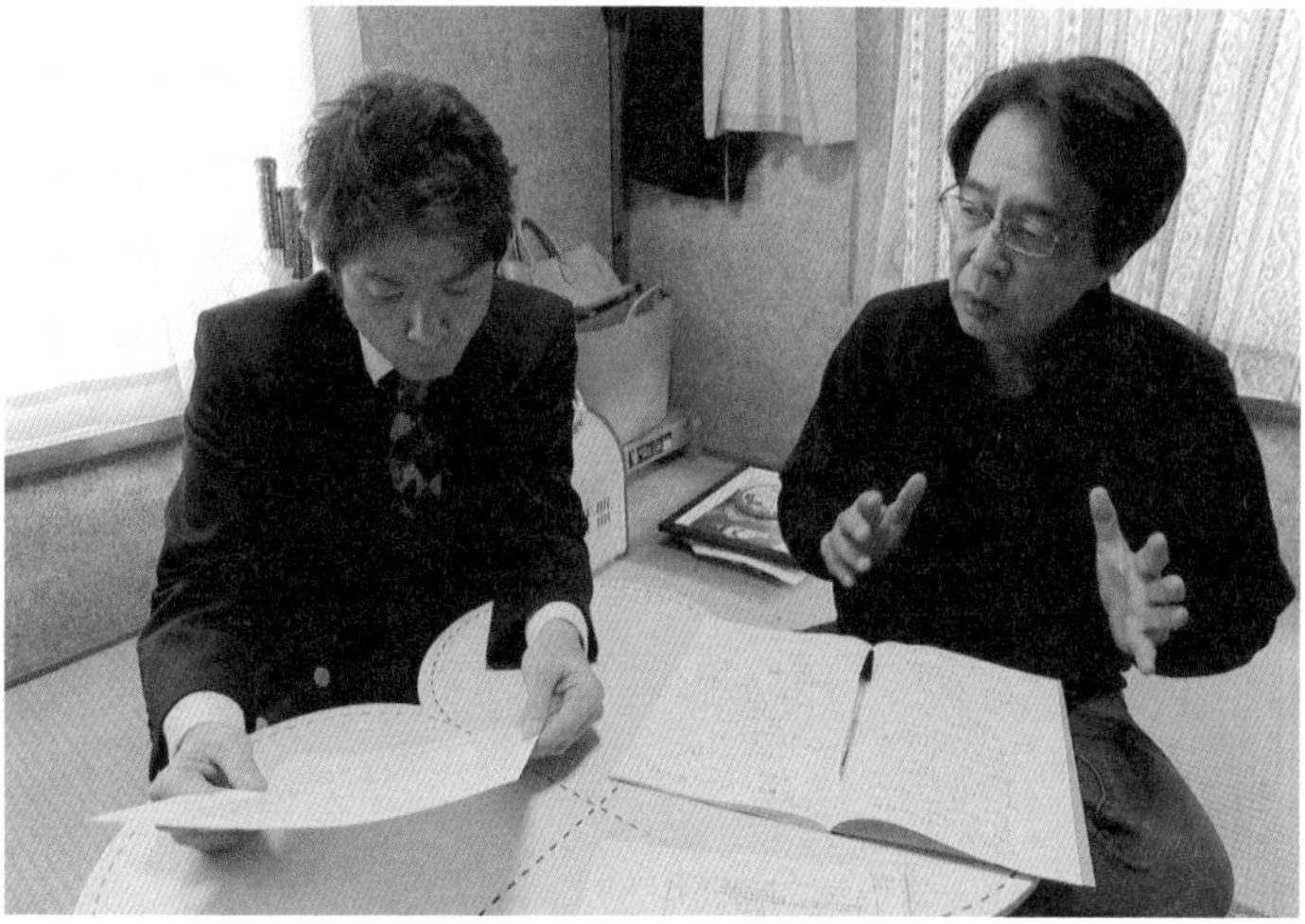

「兄の死」に関する取材ノートを前に。

検案書には「発病、または発症までの時間は短時間」と記されていたが、それを示すものが、手にしていたパルスオキシメーターだったのだろうか。

解剖医はどう見たのか。弟の徹さんがその結果を教えてくれた。

まず「ワクチンと死亡の関連性はない」とその因果関係は否定されたという。

しかし、その理由はというと、「ワクチン接種後の副反応として厚労省にも報告されている心筋炎や心膜炎の所見が認められなかったから」だという。

平たく言えば、死因を過去の事例と照らし合わせた結果、最もポピュラーな心筋炎などではなかったので、ワクチンとの関連性はないだろう、という非論理的な推論だった。

一方で解剖医は、前項とは矛盾するような次のようなコメントも付け加えた。

「ワクチン接種が死のトリガーになった可能性は否定できない」つまり、ワクチンが引き金になり、虚血性心疾患を引き起こし死亡した可能性を指摘したのだ。

必要なことは事実。全例の徹底した調査が必須

山路徹さんは、ジャーナリストとしてだけでなく、弟として兄の死の真相を知りたいとして、今も取材を続けている。その視点は、同じ立場にいる身として最も大切なものであると感じた。

「初めから、〝白か、黒か〟を決めつけて見ないこと」

その心は、先入観は事の正否の判断を鈍らせるからだという。取材に没入すればするほど、取材を重ねれば重ねるほど、ものの見方が近視眼的になってしまうものだからだ。

山路さんは、我々の取材の中で、こんな警鐘を鳴らしていた。「死亡とワクチン接種が結びついていない人が多いのではないか」ということだ。

確かに、亡くなった山路篤さんの妻も、弟の徹さんにワクチン接種のことを聞かれて、「そう言われれば」と、初めてその2つが結びついたと言う。「正常性バイアス」という現

象が、ことさら新型コロナワクチンに関しては強力に作用しているように思える。

確かに、コロナワクチンと帯状疱疹の関係性について取材した我々のスタッフですら、気づいたのは取材してからだった。「そう言われれば、帯状疱疹が出る前にワクチンを打っていました」もちろん、因果関係は完全には解明されていないが、関連性に気づかないでいる人が少なからず存在する可能性は考えられる。だからこそ、山路徹さんは「接種後に死亡した人は全て調査すべき」とも訴えているのだ。


これまで世界で誰も経験したことのない、国を挙げて行ったワクチン接種。実に国民の8割までが接種し、多い人は2年半の期間で7回、短期間でこれだけの頻回接種もまた人類史上初めての経験だった。

ほとんどの人が接種したからこそ、接種しなかった人との比較が難しく、疫学調査を難解にしている。

また、コロナ禍だったからこそ、副反応や死亡した原因がコロナ感染によるものか、ワクチンによるものかの判定をわかりにくくしている。

高齢者や基礎疾患のある人は、接種後に亡くなっても「それは老衰、それは基礎疾患が悪化したからだ」と片付けられてしまうと指摘する専門家もいた。

山路徹さんが言う〝白か、黒か〟の判別が現実に難しい中、白黒の決着をつけるべく、日本で初めての新型コロナワクチンの裁判が始まろうとしていた。

「解剖を決断できなかった」ことへの後悔

「解剖」には、いくつか種類がある。

人体の構造を調べる「正常解剖」、事件性が疑われる遺体の死因を究明する目的で行われる「司法解剖」、一方で事件性のない遺体の死因を調べる「行政解剖」。そして、病気で死亡した人の病変を調べ、医学的に検討する「病理解剖」。

ここで取り上げるのは「病理解剖」だ。ワクチン接種後に死亡したケースを取材していると、この「病理解剖」こそが死因の究明、さらに言えば、ワクチン接種と死亡との因果関係を証明できる最大のツール、いや、唯一の方法であると思い知らされる。

私が取材した愛知県大治町《おおはるちょう》に住んでいる吉田史郎《よしだしろう》さん（当時54歳）は、2021年7月に最愛の妻を亡くした。自宅のリビングにある祭壇には写真が並べてあって、新婚旅行から、これまでの2人の結婚生活の軌跡がひと目で分かるようになっていた。

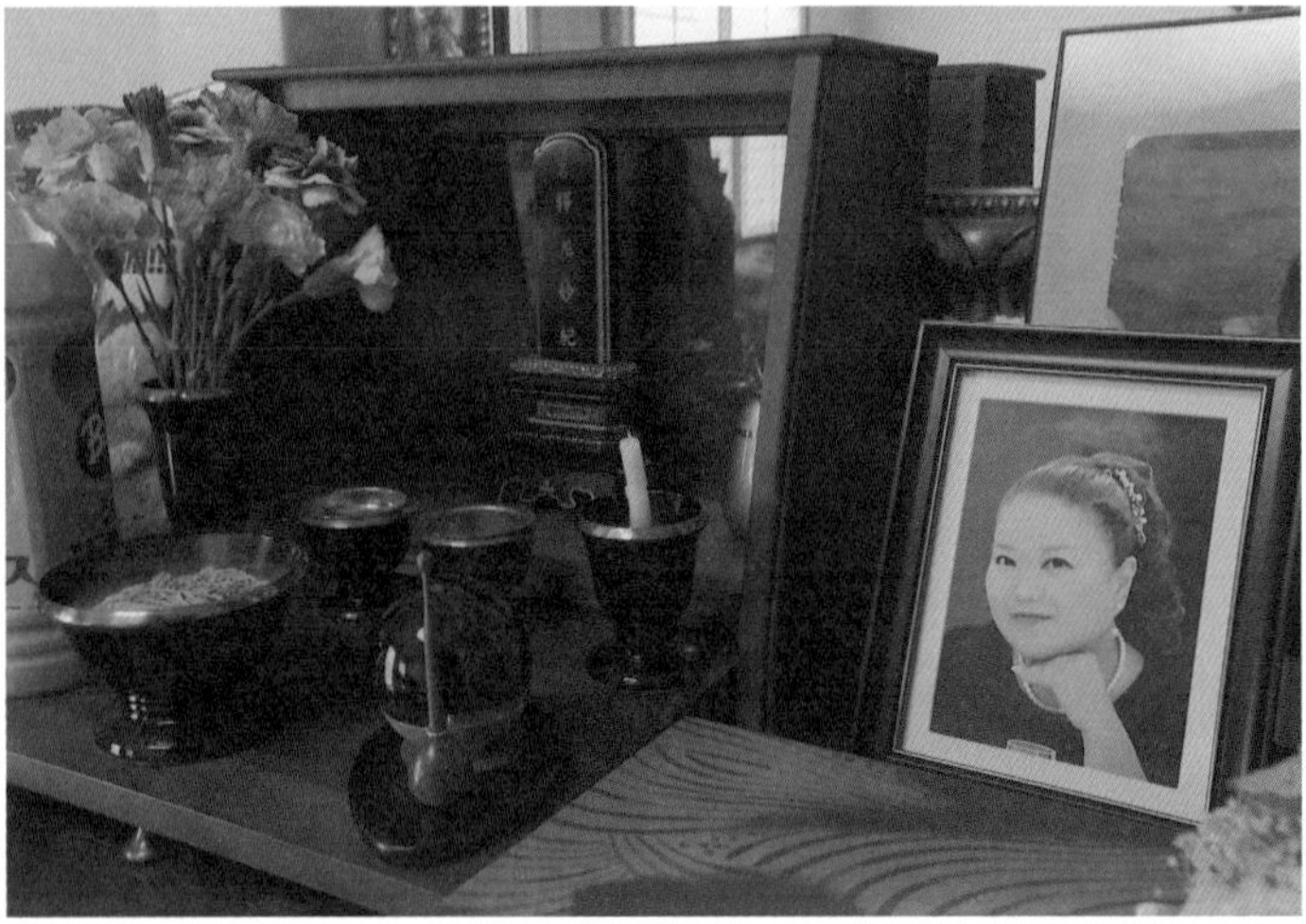

リビングの真ん中に置かれた祭壇と遺影。

写真の中にいる妻の紀子《のりこ》さんの笑顔は、眩しく弾けていた。「とにかく明るい人で、僕のことを引っ張ってくれていた」と懐かしそうな目で写真を見つめながら、その目からは涙が溢れる。どんな時も心の支えとなり、頼りになる妻は、彼の人生には欠かせない存在だった。だからなのだろう。彼の人生から妻がいなくなると、彼は生きる羅針盤を失ったかのようになった。「朝が来るから起きて、夜が来るから眠るだけ」毎日が、そんな無味乾燥な日々にしか感じられなくなり、目的もなく、生きる意味すら失ったような日が続いていた。

妻のいない日常生活は空虚そのもの。一方で、生活空間には妻の遺品が溢れていた。自宅にある家具は、こだわりに満ちた素敵な家具ばかりでコーディネートされていたが、いずれも紀子さんがコツコツと買いためていったものだという。それは、まさに2人の結婚生活の年輪そのものだった。

部屋の中でひときわ存在感を放つ重厚なダイニングテーブルの下には、ハンドバッグが2つほど置かれていた。他でもない、紀子さんの所持品だった。

バッグの中には、化粧ポーチらしきものが今も入れられたままで、メイク用品が収められ、整然と整理されていた。

「突然、妻が『ただいま』と、笑顔で帰宅してくるような気がして……」

その時に備えて、バッグは片づけず、そのままにしておきたいと言うのだ。

しかし、彼女が帰って来ないことは、誰よりも夫の史郎さんが一番知っているはずだ。彼こそが妻の最期を看取ったのだから。それでも、「帰ってくるかもしれない」という希望を失わずにいることが、彼が毎日を生きる意味に繋がっているのかもしれない。

バッグをクローゼットなどにしまい込まず、生活空間であるテーブルのすぐ下に置いているのには、「ここに置いておけば、すぐ使えるだろうと思うからです」。そう言った時、史郎さんの頬にはまた涙が伝った。

誰にとっても、そしてどのような形であれ、最愛のパートナーが突然死亡することには

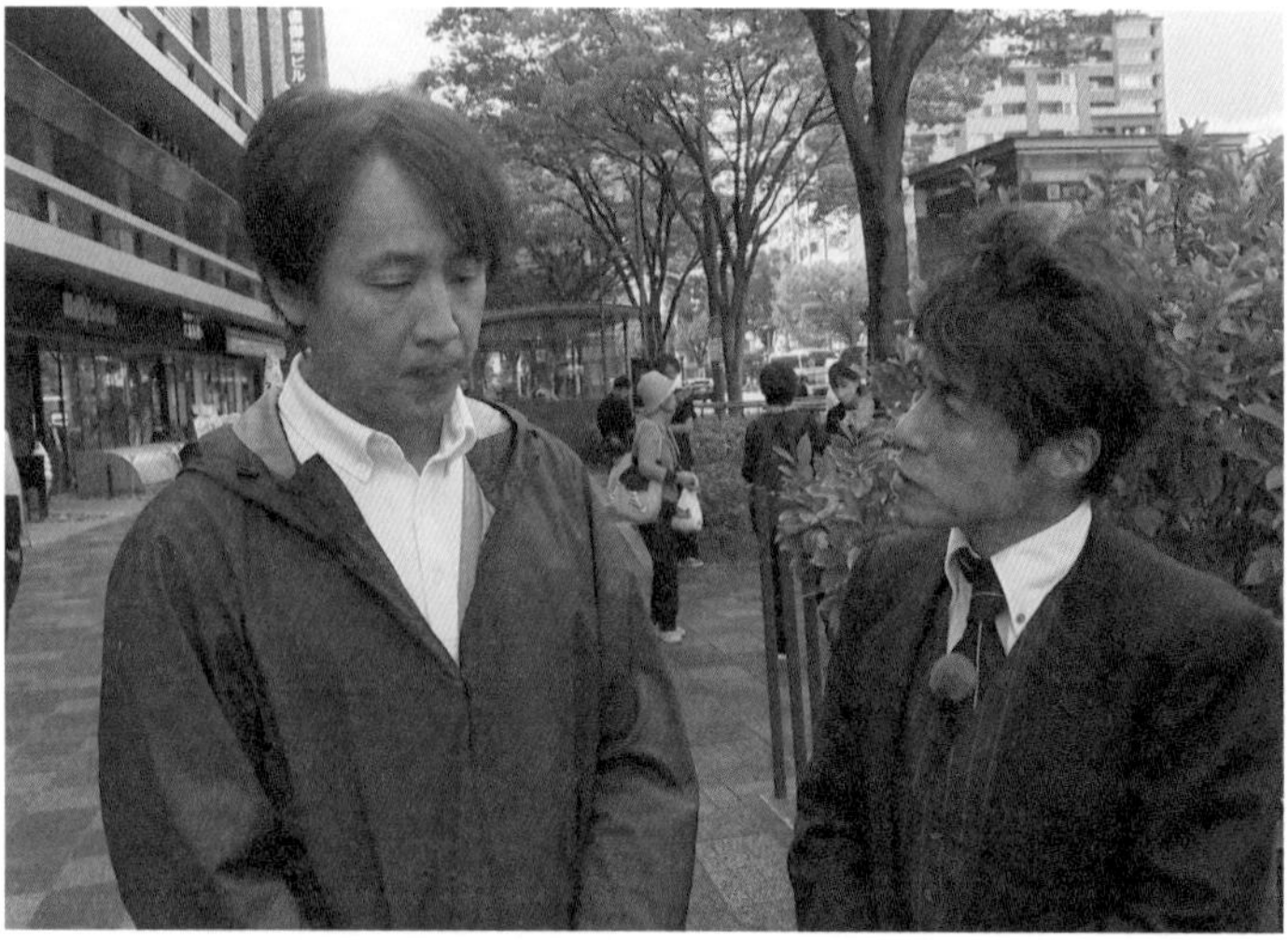

妻への思いを語る吉田史郎さん。

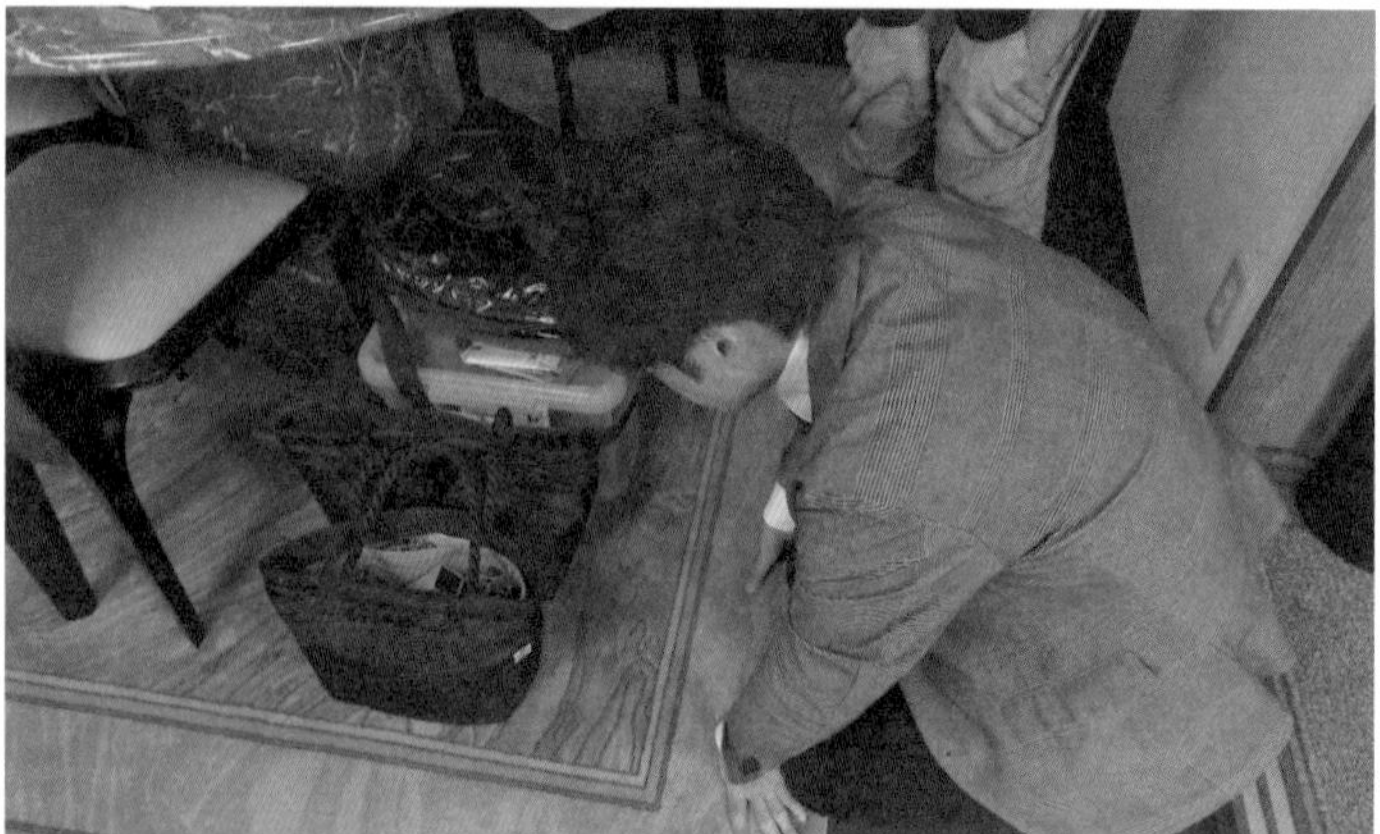

今もテーブル下に置かれたままの妻のバッグ。

耐え難い辛さがあるはずだ。史郎さんの場合は、それに加えてさらに激しい後悔も加わっていたのだ。

妻の紀子さんは、2021年7月15日にファイザー製のワクチンを接種した。

ご記憶だろうか？ この当時は接種する順番（優先順）が決まっていて、重症化リスクが高い高齢者から接種が進められていた。そして、ようやく40代後半の紀子さんにも順番が回ってきたのだ。未知のウイルスへの恐怖心からか、ワクチン接種熱は全国で非常に高く、紀子さんにも「ようやく接種できる」という安堵感があったと思われる。

接種後は、特に激しい副反応もなく、いつも通りの幸せな夫婦生活を送っていた。しかし、それが突如として幕を閉じることになったのだ。

接種4日目の朝、外出中の夫に妻から唐突に連絡が入った。

「ひどい頭痛と嘔吐が止まらないの。すぐに帰って来て！」

慌《あわ》てて帰宅すると、妻はぐったりとリビングのソファに座っていた。頭には割れるような痛みが襲い、嘔吐も続いていた。背中をさすろうとすると、妻に拒絶された。人の手が触れる、そのちょっとした揺れでさえ、余計に脳に響くようだった。

「救急車を呼んで……」これが、永年連れ添った最愛の妻との最期の会話となった。

妻は救急車の中で意識を失った。病院での診断結果は脳内出血だった。

病院到着後、すぐに緊急手術が始まった。目の前で展開されている出来事は、まるで現実ではないドラマのようだった。全ては医師の手だけに委《ゆだ》ねられていた。

最終章はあっけなく訪れた。一度も意識が戻らないまま、紀子さんは逝《い》ってしまった。享年49。


人が亡くなったとき、実は身内には悲しみに浸っている暇はあまりない。すぐに役所に死亡届けの手続きをしたり、葬儀の準備に追われたりと忙しく、遺族の感情とはかけ離れた事務的な行動が必要になる。こうした中で、ある重要な判断が求められる場合もあるのをご存じだろうか？　「遺体を解剖するかどうか」という判断だ。

死因などを確認する「解剖」には遺族の承諾が必要になるが、夫はその後、判断を誤ったと激しく後悔することになる。

医師は「解剖してもワクチンとの因果関係はわかりませんよ」と、解剖を勧めなかったのだという。この進言については、確かにその通りとも言える。

今の医学では、解剖したとしてもワクチン接種と死との直接的な因果関係まではやはりわからないのだ。しかし、解剖することで、解剖しなければ得られない情報もある。

「評価不能」の壁を破るもの

国が「ワクチン接種と死亡との因果関係が否定できない」とした例は、わずかに2例しかないのだ。接種後の死亡事例が2000件を超えている中で、たったの2例（2024年3月末時点）。そのうちの1件は司法解剖をした事例だった。

2022年に新型コロナワクチンの接種直後に死亡した14歳の女子中学生のケースで、司法解剖を行った徳島大学の教授らは「死因はワクチン接種に関連する心筋炎と心外膜炎である」と判断した。解剖したからこそ、全身の臓器に炎症が起きていて、心筋炎と心外膜炎を発症していたことがわかったのだ。

ワクチン接種後に死亡したケースについては、医療機関などから報告を受け、専門機関のPMDA（独立行政法人・医薬品医療機器総合機構）が因果関係を評価したうえで、厚生労働省の専門家部会で検討されるが、そのほとんどが「評価不能（γ《ガンマ》判定）」とされている。評価ができない最大の理由は「情報不足」とされる。そして、情報不足を補うためのほとんど唯一の手段が「解剖」なのだ。

夫の史郎さんは、その時、解剖を選択しなかった。

妻の死後2年以上が経過した今でも、そのことを強く後悔していた。解剖しなかったことで、妻の死亡原因はずっと「不明」のままである。

医師は「評価不能」と判断したが、史郎さんとしては、「妻は普段から血圧なども正常で、健康状態も全く良好だったため、ワクチン接種が原因なのではないか。ワクチン以外には考えられない」と感じていた。一つひとつ可能性を消していって最後に残ったのが「ワクチン」だった、とそう説明してくれた。

医師の診断結果に納得がいかず、国にはワクチン接種後の死亡事例として報告した。しかし、「あの時、解剖さえしていれば、妻が亡くなった具体的な理由が分かったのではないか」その後悔が、今も頭から離れないという。


ワクチン接種後の死亡については、日本病理学会、日本法医学会、日本法医病理学会の3団体が、厚労省に対して「死因究明のために解剖推奨を求める」との要望を出している。接種後の死亡例があっても、実際にはほとんど解剖は実施されておらず、「そのため、死因と接種との因果関係は解明されていない」と指摘している。

この3団体は、解剖を行って詳細なデータを集積することが、ワクチン接種に対する不安の解消や、病態の解明にとって重要だとして、解剖の推奨を求めているのだ。

私がこれまで取材してきた遺族の多くが、故人の死因究明という点で、解剖を選択しなかったことへの後悔を口にしていた。

実際には、家族が死亡して最も気が動転している時、解剖について考えることは本当に難しいことだと思う。愛おしい人、逝く人の体を切り開いて傷つけるより、きれいな体のままで静かに送り出してあげたいという気持ちもわかる。

だからこそ、医師から積極的に背中を押して勧めてほしいのだ。

「おつらいかもしれませんが、死因究明のために解剖をすべきです」と。

そのためには、国が旗振り役となり、医療界に大合令を出すことが求められる。

情報が不足していることが原因で、ワクチンと死との因果関係が判定不能だというのなら、徹底して情報を集めるシステムを国が作ればいい。解剖に関わる費用も国が負担する仕組みを作ればいいではないか。

ワクチン接種後に起きる複雑な症状の実態解明や治療法の確立を本気で目指しているのなら、解剖によってしか得られない知見を積み重ねて真実を追究すべきではないか。

もしも、国が過去の薬害の反省をし、本気でこの問題と向き合おうとしているのなら。

ワクチン死亡事例の初裁判
「弟はなぜ死んだのか？」

その日は、新幹線で名古屋から約3時間かけて福岡県の小倉《こくら》駅に向かっていた。

新幹線の中は、私にとって集中力が高まり、仕事がはかどる絶好の場でもある。

小倉に向かう車中で、私はこの本の執筆を行っていた。ワクチン接種後に死亡した事例について、記憶を手繰《たぐ》り寄せながら、取材メモを紐解いて書いていたのだ。

取材から少し時間が経ち、記憶を掘り起こして新たな視点で原稿を書いている時に、改めて、取材現場では気づかなかった〝遺族の本当の感情〟に気づくことがある。

遺族の願いは主に二つあると思う。一つは、ワクチンと死亡との因果関係の立証。もう一つは、他の人たちに、自分と同じような悲劇を二度と繰り返してほしくないという強い思いだ。

「自分と同じようなつらい思いは決して誰にもしてほしくない」という思いが強いからこそ、「反ワク」だとか「陰謀論者」などというレッテル貼りをされたり、不当な批判や誹

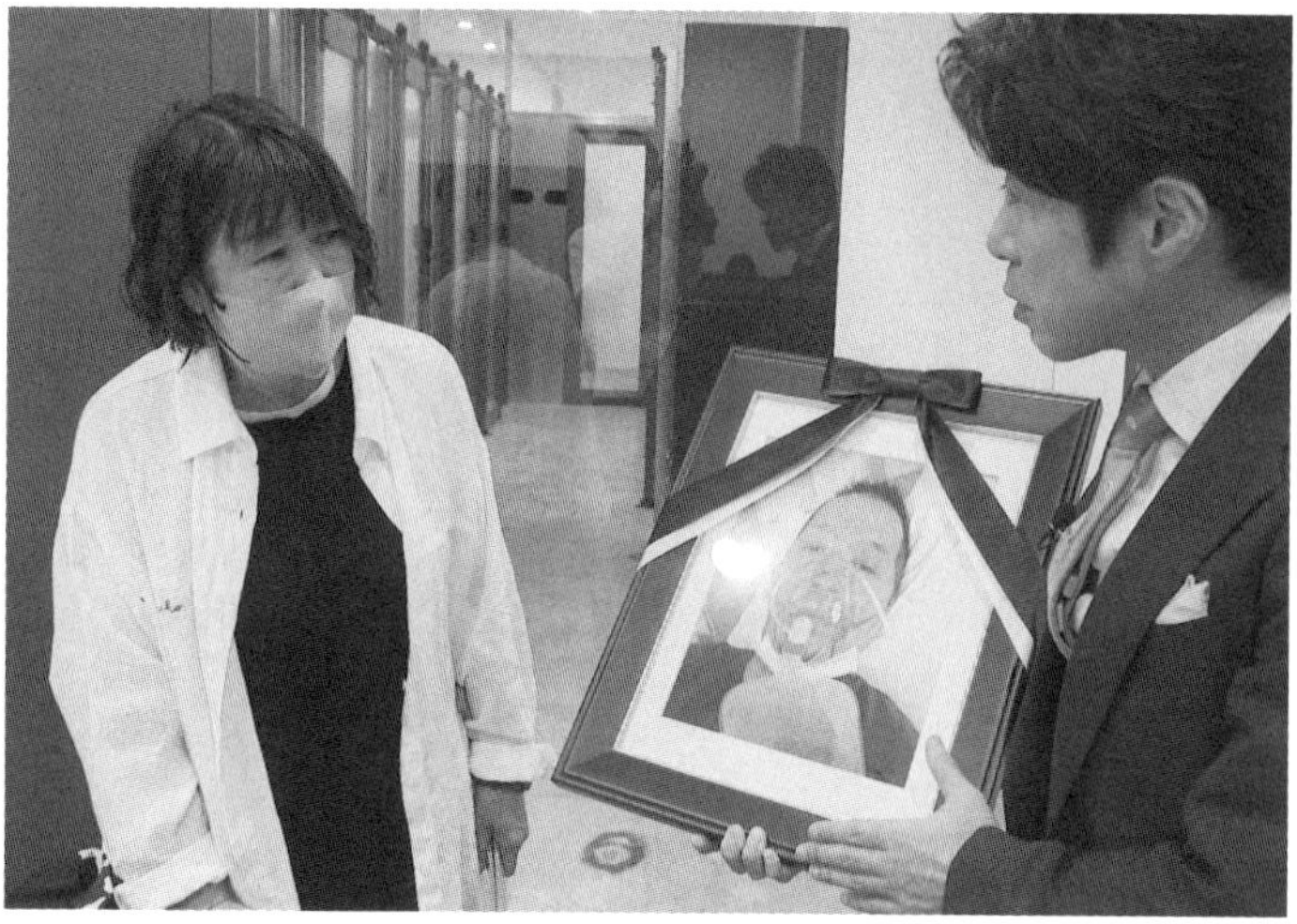

亡くなる直前の姿を写した弟の遺影を前に語る松永康子さん。

誹中傷を受ける矢面《やおもて》に立ったりすることになろうとも、臆せずに情報を発信している。

この日、私が会ったのは、「自分の弟が新型コロナワクチン接種によって死亡したことを国に認めさせたい」ということで初めて訴訟を起こした、福岡県北九州《きたきゅうしゅう》市に住んでいる松永康子《まつながやすこ》さん63歳。

小倉駅のレンタルオフィスで彼女に会った。風呂敷に包まれた遺影を抱きながら現れた松永さんに、私は、「弟さんを見せていただいてもよろしいですか」と頼んだ。

彼女は涙を堪えながら風呂敷をほどき、弟の顔が見えると人目をはばからず号叫した。彼女が持っていた遺影は二つ。一つは、生前の穏やかな顔。そして、もう一つはその顔とは似ても似つかぬ苦しそうな人相だった。

別人にしか見えなかった顔とは、呼吸器で顔を覆われ、管で繋がれ、目も焦点の定まっていない虚ろな表情をしていた。それが生前最期の写真なのだという。私は、その顔を見ながらこう思った。「彼は何を訴えたかったのか」

2021年8月25日、当時56歳だった弟は、愛知県蒲郡《がまごおり》市内の集団接種会場でワクチンを接種した。そのワクチンこそが、後に裁判で訴えることになるファイザーだった。糖尿病、肺気腫、高血圧、アレルギーなどの基礎疾患があった男性は、ワクチン接種には前向きだったと思われる。しかし、これを想像で語るしかないのは、彼が一人暮らしだったためだ。

接種直後から、体には異変が現れる。発熱、呼吸困難の症状が体を襲ったのだ。特に厄介なのが熱だった。微熱から始まり、4日後には39度に達していた。近くのクリニックに行くと、体温は40度と表示された。しかし、医師との話し合いでその日は自宅療養することになり、様子を見ることにした。ただ、高熱は一向に引かなかった。

9月3日、再びクリニックへ。念のため抗原検査をすると「新型コロナ陽性」であることが分かった。保健所の要請で蒲郡市内の市民病院に入院。

しかし、良くなるどころか、状態は坂を転げるように悪化していった。

基礎疾患もあり、重症化の恐れがあったため、エクモ（人工心肺装置）治療などもできる豊川《とよかわ》市民病院へ転院した。見るからに苦しそうな顔をしていた遺影は、この時に撮影された顔だという。

北九州から単身で見知らぬ愛知へ移り住み、運送会社に勤め、トラック運転手としてずっと生計を立ててきた。40度の熱がありながら自宅で一人静養し、一人で入院し、一人で病院で亡くなっていった男性。これも、コロナ禍における孤独死の一つの姿だった。

2021年8月25日	ファイザーワクチンを接種
8月28日	発熱、呼吸困難
9月3日	39度～40度 抗原検査で新型コロナ陽性 →蒲郡市民病院へ入院
9月6日	豊川市民病院に転院
9月16日	死亡

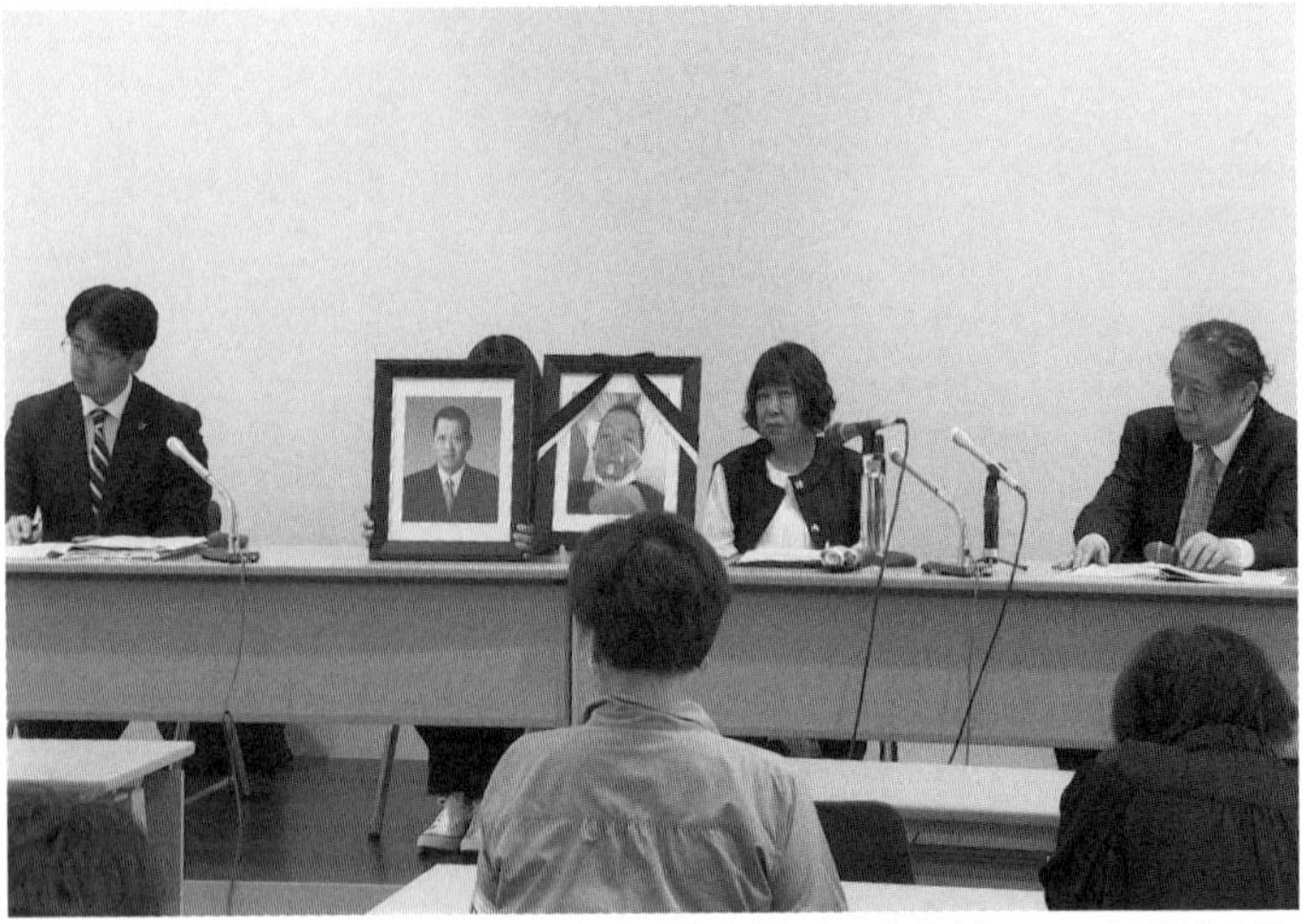
初の損害賠償請求となった裁判についての記者会見。

原告の松永さんは「最初からエクモがあるような病院に入院していれば……」と嘆いていた。また、解剖検査すらせず、すぐに火葬したことにも納得がいかなかった。

「なぜ、弟はなくなったのか？　行政が火葬してしまったことで、真相は永遠に分からなくなってしまった」と思うからこそ、製薬会社や国と同時に、愛知県蒲郡市、豊川市の自治体も訴えることになったのだ。

この裁判の最大の焦点は、ワクチン接種と死亡との因果関係が証明できるかどうかだ。

ワクチンを接種した直後から、発熱や呼吸困難などの副反応と見られる症状は出ていた。熱も4日後には40度に達していて、これまで私が取材した「ワクチン後遺症」

の患者と接種後の経緯が似通っている点もある。

しかし、その後の抗原検査で「陽性反応」が出たことが、この判断をより難しくさせていたのだ。この男性が死亡したのはコロナに感染し重症化したからなのか？　それとも、ワクチンの副反応によるものなのか？　ただでさえ、ワクチンと接種後の死亡との因果関係を証明するのは難しいとされているのに。

ちなみに、この時点（2023年5月）までで、ワクチン接種後の死亡例について「因果関係は否定できない」とされていた例は、全国で僅か一例のみだった。

それは愛知県愛西市の集団接種会場で、接種5分後から体調が悪化し、1時間半後に死亡した女性、飯岡《いいおか》綾《あや》乃《の》さんの例だった（139ページ）。しかし、これも直接的な証拠はなく、接種後の経緯、症状、画像検査などの結果を見て総合的に判断した結論だった。

直接的・決定的な証拠が存在しない以上、総合的判断でしか結論を出せない現状で、今回の死亡例はワクチン接種との因果関係をどこまで証明できるのだろうか。

ワクチン接種直前にコロナに感染していて、接種後に重症化し、「呼吸器不全」で死亡したとも推測できる可能性を打ち消すことはできるのか？

私は率直に弁護士に「これってワクチン接種で死亡したとは考えられないのですか？」と尋ねたところ、原告代理人の木《き》原《はら》功哉《くにや》弁護士は「まず、抗原検査で陽性反応が出たとされるが、コロナ感染していたとは100％言い切れない」と冷静に語った。

ＰＣＲ検査で陽性が出ても100％感染したとは言えないのに、さらに確定判断の精度が低い抗原検査なら、なおさら確定判断はできないだろうという論法だ。さらに「仮に」と前置きをつけて話を続けた。「仮にコロナに感染して死亡したのだとしても、コロナに感染したのはワクチンを接種したことで免疫力が弱まったことが要因。結果的にワクチンが死亡の元々の原因になる」とコメントを加えた。

果たして、裁判所はどんな判断を下すのだろうか。

「小さな箱に入れられた喉仏」

2時間近いロングインタビューでも、原告となった松永さんの涙が枯れることはなかった。7つ年下で可愛がってきた弟だからこそ、悲しみが涙となって溢れてきたのだろう。

弟が死亡したことは行政側から実家には伝えられたのだが、当時、一人暮らしの父親は入院中で連絡がうまくいかなかったようで、結果的に、姉の松永さんが弟の死を知ったのは、死後10日以上も経った後のことだった。

しかもそれは、病院関係でも行政からでもなく、弟が暮らしていた賃貸アパートの大家さんからの連絡がきっかけだった。まさに青天の霹靂《へきれき》だった。

慌てて支度をし、新幹線に飛び乗り、愛知県蒲郡市へ向かったという。

土地勘もない見知らぬ地で、改めて弟の死を告げられ、小さな箱一つだけを受け取った。両手に収まるくらいの小さな箱。それが弟の遺骨であり、全てなのだった。

遺骨が収められた箱が小さかったのは、残されていたのが喉仏だけだったからだ。

悲しみとともに遺骨を抱き、弟が暮らしていた足跡を辿った。一人暮らしをしていた賃貸アパート、勤めていた運送会社。地元の北九州でしか弟と会ったことがなかった姉の目に、それはどう映ったのだろう。

「元気なうちに、もっと会っておけばよかった……」

とめどなく目から溢れ、頬を伝う涙をハンカチで拭きながら呟いた一言が、とりわけ私には印象的だった。


ワクチン接種が始まってから2年半近くが経過し、ワクチン接種後に死亡した人は2000人を超えている中で、初めての損害賠償請求。

初めて国が、そしてワクチンの製薬会社が訴えられた。しかし、その請求金額は1300万円あまり。男性が亡くなった時の年齢は56歳、逸失利益を考えると少なすぎる請求額にも思えるが、姉の松永さんは「お金がほしいわけではないんです」と力を込めた。

製薬会社には、危険なワクチンを製造・販売した責任があるし、国にはそれを推奨してきた責任があるはずだ。それを、法廷の場で糺《ただ》したいのだと語っていた。

アメリカでも欧州でも、海外ではすでに始まっている新型コロナワクチン訴訟。日本の司法はどんな判断を下すのだろうか。そして、そのニュースをメディアはどう報じるのだろう？　司法だけでなく、メディアもまた同時に試されているような気がした。

接種会場で何が起きたのか？

その日は内容を大きく変更しての生放送になった。

番組の内容が直前で大きく差し替わることは、ニュース番組ではしばしばあることだが、それまでと大きく異なるのは、私が出演直前まで外で取材していたことだった。一言で言えば、私はニュースの段取りがよく分からないまま、生放送に突っ込んでいった。

その日の午前中は、予定稿と言われる予定された取材によるニュースが並ぶだけのラインナップが中心の穏やかな日だった。私も、日々のニュース解説の準備を入念にできるくらいの時間と余裕を持っていたはずだった……昼過ぎまでは。

しかし、40代の男性からの一本の電話によって状況は一変した。

名前は飯岡英治《いいおかえいじ》さん。彼の話によれば、彼の妻はワクチン接種後に死亡したという。しかも場所は集団接種会場で、医療スタッフも揃っていたのにだ。

早速、名古屋市から西へ車で40分ほどのところにある愛知県愛西市《あいさいし》に向かった。自宅に入り、挨拶を済ますと、すぐに和室に通された。そこには妻の遺影があった。飯岡綾乃《あやの》さん42歳。「明るくて太陽のような人だった……」夫の英治さんは、涙を流しながら声を振り絞るようにして教えてくれた。

祭壇の横には布団が無造作に畳んであった。それを見ながら「妻のそばにいたくてここで寝ている」と止めどなく頬を伝う涙を拭くことなく語った。

彼女がワクチンを接種したのは2022年11月5日。会場は愛西市の集団接種会場だった。すでに接種は4回目を数えていた。糖尿病や肥満などの基礎疾患があった綾乃さんは、国の勧め通りワクチン接種には積極的だった。

過去3回の接種でも、特に気になるような副反応はなかったため、4回目にもなんの疑問も抱いてはいなかった。しかし、この4回目接種のわずか1時間40分後に命を失うことになるとは、誰も予期せぬ出来事だった。当日の動きを時系列で追ってみる。

早朝	体調に異常なし（手帳より）
14時18分	接種会場でワクチン接種
20分	歩いて待機場所へ移動
25分	咳嗽《がいそう》（せき）、座り込み→車イスで救護室へ

29分	顔面蒼白、呼吸苦あり
	血中酸素濃度60％台↓（酸素5リットル投与）
30分	泡沫状のピンク色の血痰《けったん》を大量に排出
34分	呼吸停止↓心肺蘇生
40分	自発呼吸再開
42分	再び心肺停止
55分	救急搬送
15時15分	病院到着
	アドレナリンを8回静脈内投与するも反応なし
58分	死亡確認

接種7分後から急変したことを考えると、まずアナフィラキシー・ショックが疑われるのではないかと思われる。しかし、夫の英治さんが問題視していたのは、その後の医療スタッフや愛西市の対応だった。飯岡さんの主張はこうだ。

「状況からしてもアナフィラキシー・ショックなのだから、なぜ、即座にアドレナリン注射を打たなかったのか？」

アドレナリン注射を速やかに投与していれば、少なくとも妻の命は救われたはずだと思っていた。そして、問題視しているのはその後の愛西市の対応だ。

妻の葬儀後に開かれた、綾乃さんの遺族と市側の会談。これは、飯岡さんが市側に求めて実現した説明会だった。会談は3時間にも及んだが、その時の対応が「あまりにも不誠実だった」と、飯岡さんは怒りを露わにする。

アナフィラキシー対応を選択しなかった医療スタッフを選んだ市側にも責任はあるのではないか？　これが飯岡さんの主張だった。この日は夕方4時過ぎまで愛西市で取材した後、とんぼ返りで帰社し、着替える間もなくスタジオに入って生報告をした。10分を超える長尺の解説になったのだが、この放送直後から、それまでにない現象が起きたのだ。

他メディアの関心は「医療事故かどうか」という点だけ

このニュースを全国キー局のテレビ局が、そして全国紙をはじめ大手の新聞が一斉に報じたのだ。ワクチンの集団接種会場で起きた事故という点で関心が高いことは理解できる。しかし、「ワクチン接種後の死亡事例」については、これまで我々ＣＢＣテレビの他は、ほとんどどこの局も報道していなかったはずだ。なぜ、今回は違うのか？

私は勝手に「ワクチン報道の潮目が変わった」と捉えていた。これでようやく、ワクチン報道のあり方が変わるのだと。しかし、実際はそうではなかった。その後の各テレビ局や新聞のニュースの視点を見て納得した。

彼らが問題提起したのは「接種後のワクチンの影響による死亡」ではなく「接種後の医療体制の不備による死亡」つまり、ワクチンの危険性ということではなく、医療事故かどうかを問うていたのだ。

ニュースとは不思議なもので、どこにスポットを当てるかによって、与える印象は大きく変わってしまうのだ。また、英治さん自身も「ワクチンによる副反応は起きるだろうが、問題はその後の対応」とハッキリと語っていた。

「接種後の医療過誤か？」各社の焦点は医療ミスがメインテーマになった為、取材は殺到した。問題点を提起するにも、視点が異なれば伝わり方も大きく変わるものなのだ。

とはいえ、我々は従来の姿勢どおり、ワクチンによって当事者の体が急変し、死亡に至った経緯も丁寧に報じ続けた。

それから、私は英治さんとＬＩＮＥで何度も連絡を取ったし、取材にも伺った。妻の話になると、すぐに泣く姿を他人事とは思えなかった。彼の身に起こったことは、決して運が悪かったでは済まされない。うちの妻にも、誰の家族にも起こりえた悲劇だったのだ。

しかし、ここまで言っても「ワクチンを接種して死亡する確率は１００万分の１くらいでしょう?」と言う人がいる。そこには、「運が悪かった」とでも言いたげなニュアンスが含まれている。ただ、それを言える人は「たまたま自分の身内で何も起きなかったから」または「起きているのに気づいていないから」だと私は感じている。

その後、この問題については、愛知県医師会が医療事故検討委員会を立ち上げ、「医療ミスではなかった」という趣旨の結果を公表した。さらに、厚労省が驚くべき結論を公表したのだ。

2023年3月10日、それは「ワクチンと死亡の因果関係」に関する重要な結果だった。話を速報で聞いた時、正直「えっ⁉」と部内で大きな声を上げたほどの衝撃だった。

厚労省は、「ワクチンと死亡の因果関係を否定できない」と結論づけた。

これまでは、「情報不足により因果関係は不明」つまり「評価不能」がほとんどだったのだが、わずか4カ月という短期間で結果を出したことにも驚いた。

しかも、これが「因果関係を否定できない第1号」ということになった。

ワクチン接種直後から体調が急変して死亡した例は、これまで他にもいくつかあったのに、なぜこの一件のみが認められたのか? しかも、今回の例はアナフィラキシー・ショックとワクチンとの関連性は評価できないと結論づけていた。

これまでの事例と何が異なるのか? 私が厚労省に直接「なぜ、今回の例だけ因果関係を否定しないのか？ 決定的な証拠はあるのか？」と聞くと、職員はこう答えた。

「死亡に至った原因は何だったのかを特定するためには解剖することが望ましかったが、それは実施されていなかった。しかし、今回の事例における画像検査による情報では、ワクチン以外で具体的な異常は見当たらなかった。総合的に判断すると、ワクチン接種と死亡との因果関係は否定できないと考えています」

つまり、ワクチンと死亡との因果関係を証明する決定的証拠はないが、消去法で考えれば、状況証拠からワクチンが死亡の原因の可能性がある、との結論を導き出したのだ。

しかし、決定的な証拠ではなく、この状況証拠からの結論であれば、この事例以外にも「ワクチンが要因」と考えられる死亡例はいくつも存在する。それらは認めず、なぜ今回だけを認めたのだろう？ 改めて、線引きの曖昧さが浮き彫りになったと、遺族たちも声を挙げていた。

厚労省の結果を受けて、英治さんに連絡を取った。私にとっては意外な答えだった。

「私はアナフィラキシー・ショックが原因と考えている。今回の厚労省の専門家の意見は、アナフィラキシー・ショックの死亡を肯定しておらず、納得のいくものではない」

英治さんは、ワクチンが原因だろうが、そうでなかろうが、そこには重きを置いていない。彼は、あくまでも妻が「アナフィラキシー・ショックになったのか、そうでなかったのか?」を、明確にしたがっていた。

そして、アナフィラキシー・ショックだった場合、その後の対応を誤った医療過誤によって妻の命が奪われたのではないかとして、医師をはじめとした愛西市側の対応に問題があったと主張していたわけだ。

難しいもので、誰よりも副反応を認めてほしい遺族がいる一方で、その副反応を認められても、全く異なった部分を争点と考える遺族もいる。しかし、忘れてはいけないのは、これもコロナ禍が生んだ現実ということだ。

その後も飯岡さんの自宅を何度か訪れ、驚かされることがあった。

広い庭にはなんとヤギが2頭飼われていた。そして室内に入ってさらにビックリした。猫が8匹もいたのだ。これらを飼育していたのは亡くなった妻だと教えてくれた。

妻が亡くなってからは、英治さんが毎日早起きしてヤギなどに餌やりをし、世話をしているという。今はそれが英治さんの日課になっているが、ヤギたちの面倒を見ている時、彼は妻と会話をしているのかもしれない。

私はこれまでに多くの被害者遺族らを取材してきた。

家族の理不尽な死に関して、勇気を持って声を上げ、社会に訴えた方たちがいる一方で、世間体を気にして、悔しさを心の奥底にしまい、蓋をして静かに生きている人もいる。私には、そのどちらの気持ちも理解できる。

「自分一人が声を上げてもきっと何も変わらない」「波風を立てずに静かに故人を送ってあげたい」など、様々な理由があるが、遺族として声を挙げたことで、最も大きく状況を一変させたのが飯岡英治さんだったと言えるのではないだろうか。

彼は妻が死亡した事実を知ってから、すぐに行動に出た。行政や医師らと対面し、妻が死亡した経緯の詳細な説明を求めた。それに納得できなかった彼は、思い切って報道機関のカメラの前に立ち、自分の声で思いを訴えた。こうした行動が大きく行政を動かすきっかけになったに違いない。

ワクチン接種会場を設けた愛西市は、事故調査委員会を設置して、行政としてこの事案を解明することを決めた。

2022年12月に、1回目の「事故調査委員会」の会議が開かれた。

メンバーは、長年にわたり安全な医療のあり方を模索してきた名古屋大学医学部附属病院の副病院長で、患者安全推進部教授の長尾能雅《ながおよしまさ》氏を委員長に、救急医療のエキスパート、さらに弁護士らも加わった6人のメンバーで構成されていた。彼らは接種会場にいた医師、看護師らからのヒアリングを3回、さらに会議を10回にわたって行い、なぜ飯岡綾乃さんが死亡したのか、これは医療ミスによる医療事故なのかを徹底調査した。

この調査委員会の最終報告書が出されるまでに、1回目の会議から約9カ月の歳月が流れていた。2023年9月26日、この報告書が公表され、事故調査委員会による会見が行われた。

報告書は全75ページ、会見は2時間にも及んだ。その内容を見ると、あの日、死亡した飯岡綾乃さんの身に何が起きて死亡したのか、詳細に記載されていた。

接種当日、会場にいた医師は2人で、どちらも内科医だった。1人は5年以上10年未満、もう1人は10年以上15年未満のキャリアだった。キャリアに幅を持たせたのは、人物の特定、いわゆる犯人探しを避けたかったからだろう。

看護師は全部で9人。20年以上のベテランが2人、その他もキャリアは5年以上の人ばかりで、新人看護師などは見当たらなかった。さらにキャリア20年以上の保健師もいて、人数やキャリアから見ても、医療体制が脆弱《ぜいじゃく》だったとは考えにくい。

しかし、悲劇はこの体制の中で起きたのだ。

調査委員会は、ワクチン接種後に極めて短時間に患者が急変し死に至ったこの事例の直接死因を「急性呼吸不全及び急性循環不全」と結論づけ、さらにこの2つの発症にはアナフィラキシーが関与していた可能性が高いと判断した。

それまでは、アナフィラキシー・ショックが直接死因だったのではないかとの指摘もあったが、直接の死因ということではなく、それを覆す判断となった。

ただ、短時間で進行した重症例でもあることから、たとえアドレナリンが投与された場合でも救命できなかった可能性があると説明した。しかし、特に早期にアドレナリンが投与された場合、症状が悪化するのを遅らせ、高次医療機関での治療に繋げ、救命できた可能性が否定できない、ということも報告書には付記されていた。

アナフィラキシー症状が出ていたのに、なぜすぐに医師らはアドレナリンを打たなかったのか？ という争点部分に関しては、次のように記されていた。

ワクチン接種後の待機中に、患者が咳き込んだり、呼吸が苦しくなったりするなど容体が悪化したことに対して看護師らがアナフィラキシーだと想起できなかったこと。また、この容体変化に対して、アドレナリンの筋肉内注射が医師によって迅速になされなかったことは「標準的ではない」と評価していた。

裏を返せば、症状からすれば早期にアナフィラキシーと判断し、迅速にアドレナリンを投与することこそが「標準的な対応」だったとも読み取れるわけだ。

では、駆けつけた医師や看護師らは、全員「アナフィラキシーとは判断しなかった」のだろうか？ 実は、このうち1人の看護師はアナフィラキシーの可能性が高いと判断し、いつでもアドレナリンを投与できるように筋肉内注射の準備をしていたのだという。

しかし、医師がアナフィラキシーとは判断しなかったため、看護師自らが「アドレナリン注射の準備はできています」と提案することはなかった。

この時に「もし医師に提案していたらどうだったのか?」という疑問を持たれる方もおられるかと思うが、私が他の医療機関に勤めている看護師らにも取材してみたところ、看護師から医師へ提案することは、そう簡単ではないこともわかった。

看護師が医師に提案したり、アドバイスしたりすることは、通常はなかなか難しいというのだ。同じ医療機関でお互いの医療経験やスキルなどを熟知している相手同士であればまだしも、今回の集団接種会場のように、様々な医療機関から寄せ集めた当日だけの混成チームになっている現場だと、なおさら声を上げにくいというのだ。

だからこそ、急造の医療チームには特に密接なコミュニケーションが求められるわけだが、それもできていなかったようだ。接種前に、医師と看護師が同席のうえでブリーフィングをしていなかったし、患者の容体が急変した際のシミュレーションも行われていなかった。

事故調査委員会は、この患者は救命が困難な重症例ではあったが、ヒューマンエラー、コミュニケーションエラーなども重なった事案だと最終報告した。

それを現場で耳にした英治さんは、「妻の命を救うチャンスは何度もあったのに！」と、強く悔やんでいた。

この会見の夜、私は英治さんの助手席に乗せてもらい、愛西市内にある彼の自宅に向かった。車には妻の綾乃さんの遺影もあった。自宅に到着すると、その遺影を仏壇に戻し、手を合わせた後、線香を上げた。

妻に報告書のことを伝える途中で、英治さんの目からは涙が溢れ、手の甲をつたった。

最終的な責任は、誰が取るのか？

この事故調査委員会の会見で、私は事故調査委員会にある質問をした。「これは医療ミスによる事故なのか？」と。委員会の回答は、こうだった。

「調査委員会は法的判断に踏み込んではいない。過失性、過誤感の判断は我々ではなく、責任主体である愛西市が判断することではないか」

そこで、続いて行われた愛西市の記者会見でも同じ質問をすると、愛西市の日永貴章《ひながたかあき》市長は「現時点では私が報告書を受け取ったので、そのような判断を私自身はしかねる」と医療ミスによる医療事故かどうかの明言はしなかった。今後、誰が責任主体となって、どのような結果を出し、遺族に報告するのだろうか。

医療事故調査制度とは、死因の究明と再発防止を目的として行われるものだが、再発防止については、その後いくつか対策が公表された。

まずは、アナフィラキシー対応の想定だ。

医療チームは、ワクチン接種患者が呼吸困難を訴えた場合は、その訴えの内容にかかわらず、アナフィラキシーを第一に想定し、直ちにアドレナリンを投与することと明記した。

つまり、アナフィラキシー症状の疑いが出たら、「躊躇せずに、まずアドレナリンを打て」ということだ。実は、これは日本救急医学会が作成した「ワクチン接種会場におけるアナフィラキシー対応簡易チャート」にも記載されている。しかし、接種会場では、このチャート通りにはいかなかった。

対策の一つとして、接種前に医療チームが顔を合わせてブリーフィングを行い、情報共有しておくべきことも挙げている。確かに、接種会場に集まる医療スタッフは寄せ集めの混成チームになってしまうため、意思疎通が図りにくいのが現状である。だからこそ、事前のブリーフィングが重要となるはずだ。

そして、接種会場の医療器具や設備が揃っているかどうかを再確認することが必要だとも述べている。様々な想定を備えた設備が整っているのか？　実際、この事案では心臓マッサージの時に簡易ベッドが使われたが、ベッドが不安定で十分な処置ができなかったため、結局患者をもう一度床に降ろして、床の上で処置をしたという。

命に関わるような、まさに致命的な不備ではなかったが、決して万全ではなかったため、改めて接種会場での事前確認が必要ということで明記されたのだろう。こうした再発防止策は、愛西市から厚生労働省や各関係機関にも送られる予定だとも聞いた。

直ちに情報共有して、現場で活かしてほしいと思う。ワクチン接種はまだ続いていて、同じような事態が日本のどこかで再び起きる可能性もあるのだから。

4章

少年たちの夢と未来を奪ったのは誰か？

杖をつく14歳の少年
——太陽までが敵になったのはなぜか？

ワクチン接種後に、もし副反応が出たらどこに行けばいいのだろう？　接種したのが集団接種会場だったら、かかりつけ医？　それとも接種した医療機関？　総合病院？　だが、ここには正解はない。

現時点での正解は、「その現実を理解してくれる医療機関」と言うべきだろうか。しかし、その理解力のある医療機関に目印がついているというわけではないので、ワクチン後遺症の多くの患者は「たらい回し」という厳しい現実に遭遇してしまうのだ。

私が会った、埼玉県内に住む14歳の少年もその一人だった。

中学3年生。取材は学校の授業がない土日を指定されるかと思っていたが、意外なことに、平日の午前中からスタートした。

自宅のドアを開けると、母親と父親が出迎えてくれ、その奥から少し疲れたような色白の少年がペコリと頭を下げ、挨拶してくれた。

彼が色白なのには理由があった。陽の光を浴びると具合が悪くなるため、診察に行くのも、稀に散歩する場合でも、外出は夕方から夜に限定されることが多いのだという。止むを得ず日中に医療機関に出かける時には、必須アイテムがあった。眩《まぶ》しさを避けるためのサングラスと杖だった。杖に全体重を載せて歩くというわけではないが、補助具として必要不可欠なのだという。

街を一緒に歩いてみたが、丸刈りの少年がサングラスをかけ、杖をついて歩く姿には、やはり違和感がある。彼をここまで追い込んでしまったものは、何だったか？

ワクチンを初めて接種したのは、中学1年の夏休み。2021年8月19日のことだった。接種直後に目立った副反応はなかったが、それは突然襲ってきた。しかも、それまでに一度たりと経験したことがないくらい、強く、激しく。

少年は、それをこう表現した。「ハンマーで殴られたような痛みだったんです」と。

当時のことを振り返る母親も、見たことすらないほど悶絶する息子の様子を振り返りながら、いかに困惑したかを教えてくれた。「2日くらいしたら治るのかと思っていたら、1週間経っても、2週間経っても治らず、それが今日までずっと続いています」。

少年の身体は、次から次へと様々な症状に襲われた。手や背中の発疹、起きていられないほどのだるさ、息切れ、頻脈、動悸。

多岐にわたる症状の中で、最も辛いのが倦怠感だという。

2021年8月19日

1回目のワクチン接種（ファイザー）
→激しい頭痛、倦怠感、動悸、息切れ
発疹、ブレインフォグによる記憶障害

この激しい倦怠感のため、学校へは中学1年の夏以来、ほとんど通えていない。

特に、中学校に行ったら必ずやりたかったという卓球ができない悔しさについて語るときには唇をきゅっと噛んでいた。

母親は、息子に向かって「中学生活を台なしにして申し訳ない」と、泣きながら謝った。最終的にワクチン接種を勧めたのは自分だという負い目があるようで、両親ともに責任を感じているようだ。しかし、責められるべきは両親ではない。

学校へ行けない日々が続く。自宅での自主学習といっても、倦怠感や頭痛も邪魔をして集中力は継続しない。それだけではない。その他の心配事もあった。記憶力の低下だ。

母親が仕事で留守にしている時に依頼する、ちょっとした自宅での作業もできなくなってしまったというのだ。まるで、頭に霧がかかったような状態になって、ぼんやりしてしまうブレインフォグによる記憶力の低下で、洗濯物を取り込んだり、食器を洗ったりするといった、それまではごく普通にやれていたことが、メモ書きがないと覚えられなくなってしまったのだという。

「このまま症状が治らず、いつか社会人になっても、将来仕事につけなかったらどうなるのだろう……」少年は俯《うつむ》きながら、力ない声でそう語った。

どの医療機関もまともに取り合ってくれず、たらい回しに

親子が将来をこれほど悲観するのには理由があった。どの医療機関に行っても、解決策がまるで見当たらなかったからだ。

見当たらないどころか、まともに話すら聞いてもらえない。

これまでに10以上のクリニックを訪ねたが、話すら聞いてもらえず、たらい回しにあった。心ない言葉を浴びせられることもあった。それでも「ここなら治してくれるかも」と一縷《いちる》の望みを託した医療機関にも向かった。そこは、各都道府県が指定しているワクチン副反応の専門医療機関だったが、そこでも「わからない」と治療を断られたという。

ワクチン後遺症に悩む患者の絶望は深い。

一般的に、ワクチンの副反応で苦しむ患者は、まずはかかりつけ医に行くことになる。そこで埒《らち》が明かない場合は「うちではわからないので、大きな病院へ行ってください」となる。そこで、各都道府県指定のワクチン副反応専門科を持つ医療機関なら治してくれるだろうと希望を抱いて向かう。しかし、そこでも「うちではわかりません」と、匙《さじ》を投げられるというのだ。彼らはいったいどこへ行けばいいというのだろう？

今、日本には、治療を受けられないまま路頭に迷っているワクチン後遺症の難民が溢れかえっていると言っても、決して過言ではないのだ。

彷徨《さまよ》うワクチン後遺症難民たちの実態

東京・渋谷区にあるヒラハタクリニックに向かった。ここがワクチン後遺症患者にとっての「最後の砦」と聞いたからだ。何か解決策のヒントが見つかるかもしれないと、私は、メディアにも度々登場していた平畑光一《ひらはたこういち》院長を訪ねることにした。

この日も、夕方6時というのに、待合室はとても混雑していた。

このクリニックでは、コロナに感染した場合のコロナ後遺症患者を約6000人、一方で、ワクチン後遺症患者を約400人診察してきたという。私が取材を通して知る限りで

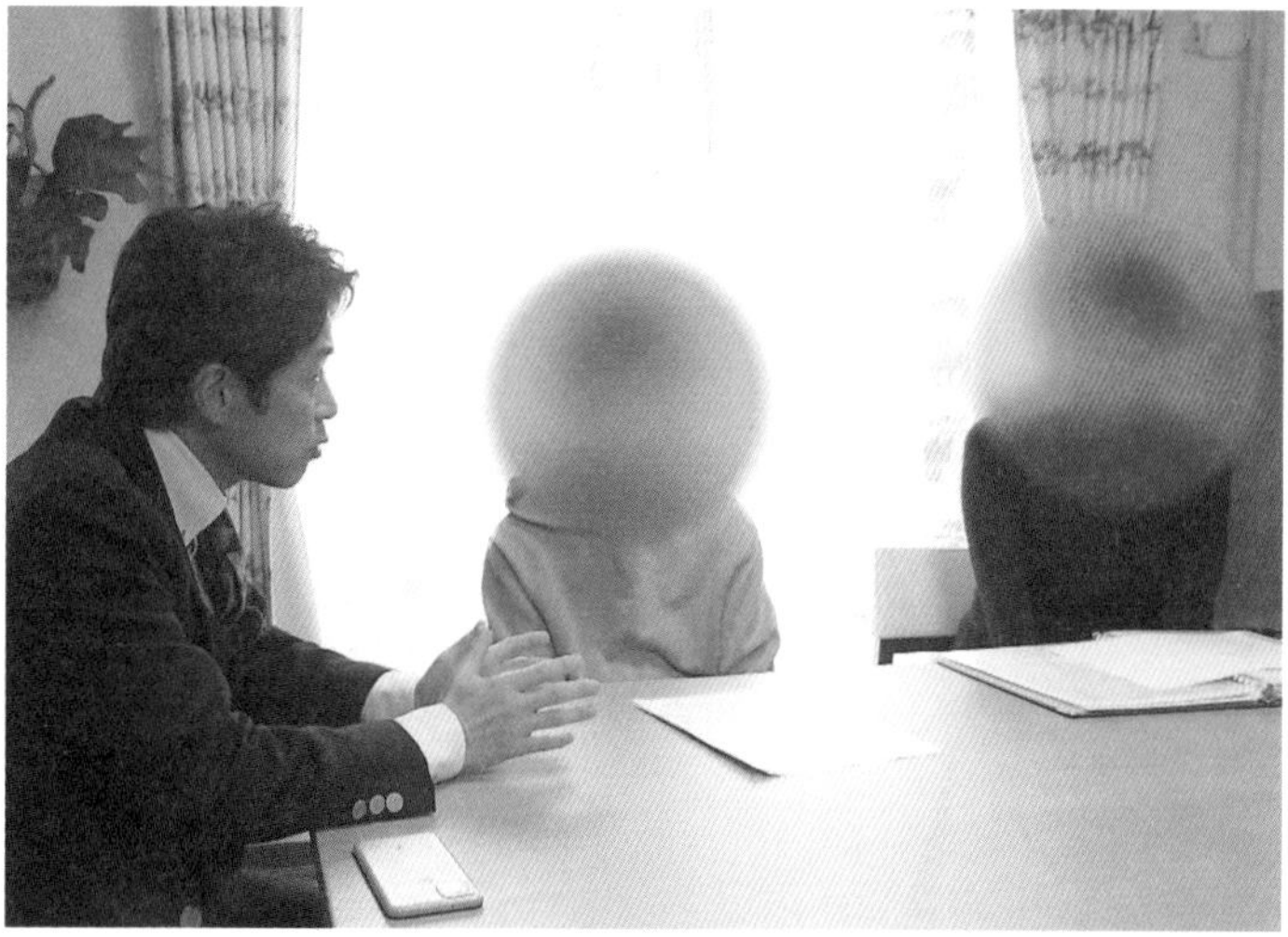

「接種させて申し訳なかった」と悔やむ母親。

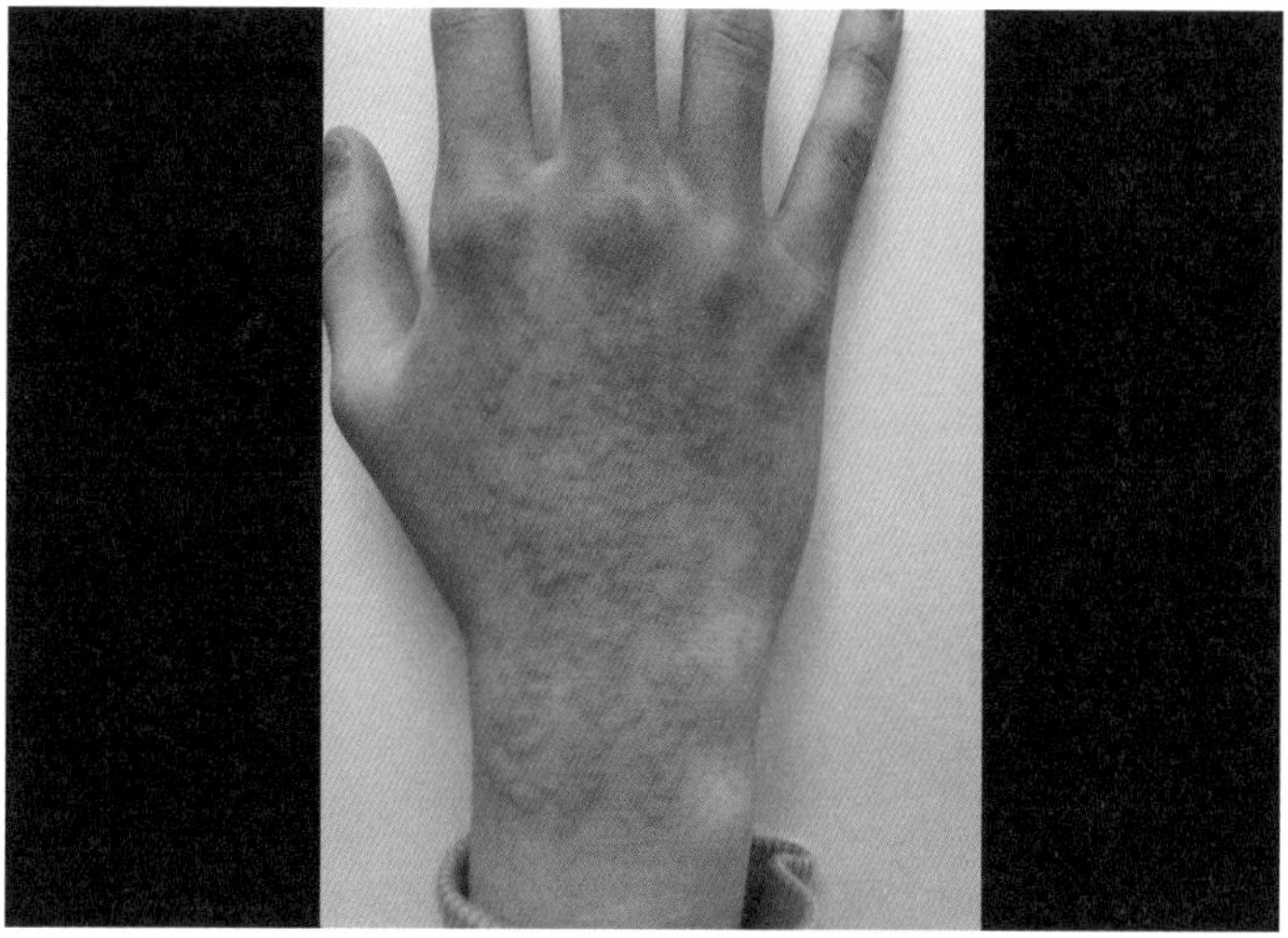

経験したことのない激しい皮膚症状。

は、その両者を日本で最も多く診察してきた医師でもある。

本人も、「日本で一番診ているのではないか」と、自信をのぞかせていた。

だからこそ、質問してみたいことがあった。それは、この2つの病態の共通点と相違点についてだ。

平畑医師は「ワクチン後遺症には、味覚・嗅覚障害があまりないのが一つの特徴だが、あとは全く同じだ」と言い切った。どちらもスパイク蛋白が悪さをすることで微小血栓ができ、血の巡りを悪くし、様々な症状を引き起こしているという。症状も似ていて、治療法も同じであることから、ほぼ同じ病気として扱っているという。

しかも平畑氏の治療法で、倦怠感やブレインフォグといったコロナやワクチンの後遺症で、寝たきりまでにはなっていない重症者の8割ほどが改善しているというから驚きだ。

その治療法は、意外なものだった。

まずは、身体が疲れない範囲で暮らすという生活療法だ。主な症状が倦怠感であるという患者は、必要以上に動いたりして疲れさせてはいけないというのだ。これをベースに、あとは漢方を取り入れたり、場合によっては鍼灸治療なども採用したりした。

また、Bスポット療法という上咽頭（鼻の奥にある部分）に薬剤を直接塗りつける治療法も効果があったという。Bスポットは免疫機能が集まっている部位のため、風邪をはじ

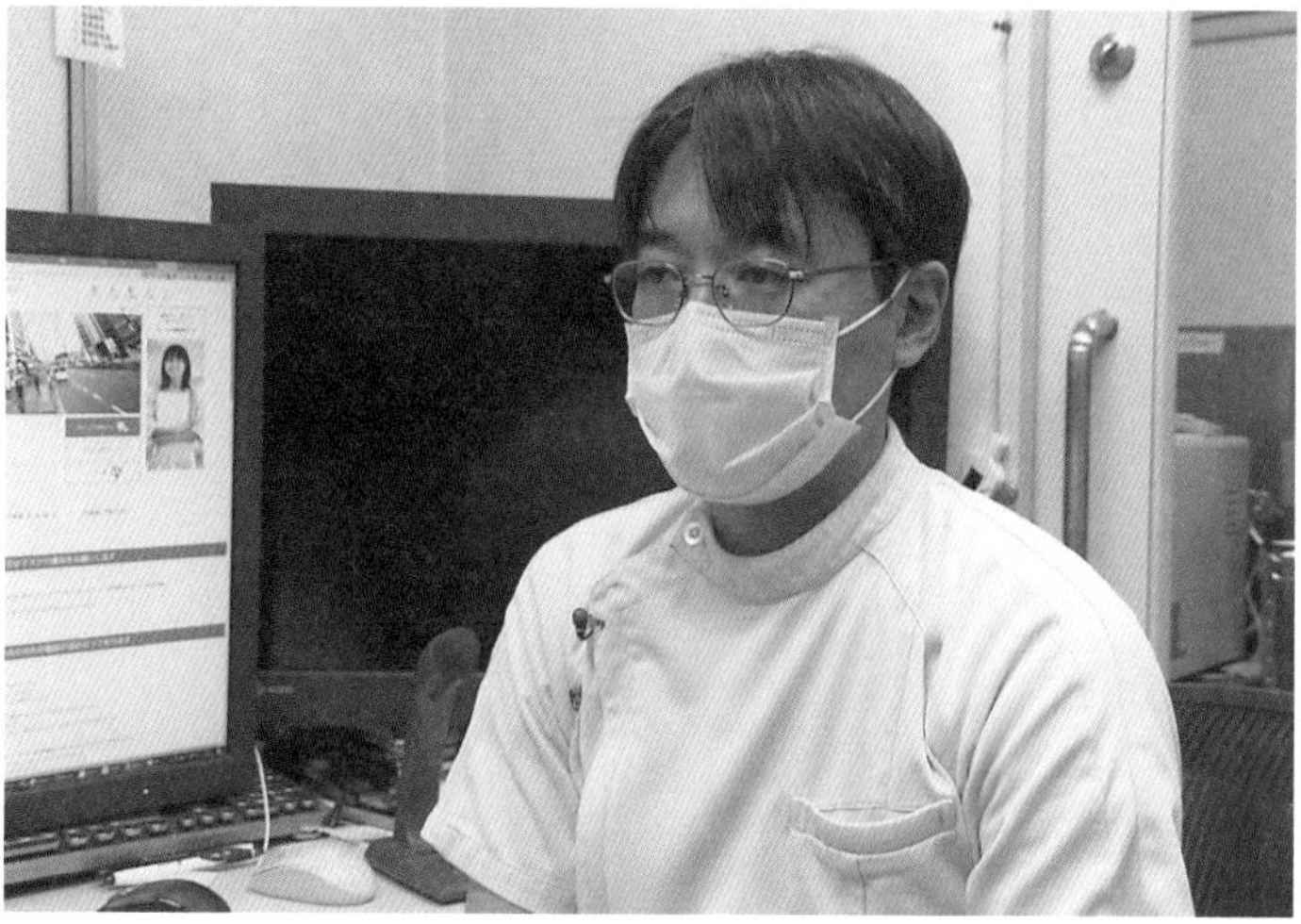

ヒラハタクリニック・平畑光一院長。

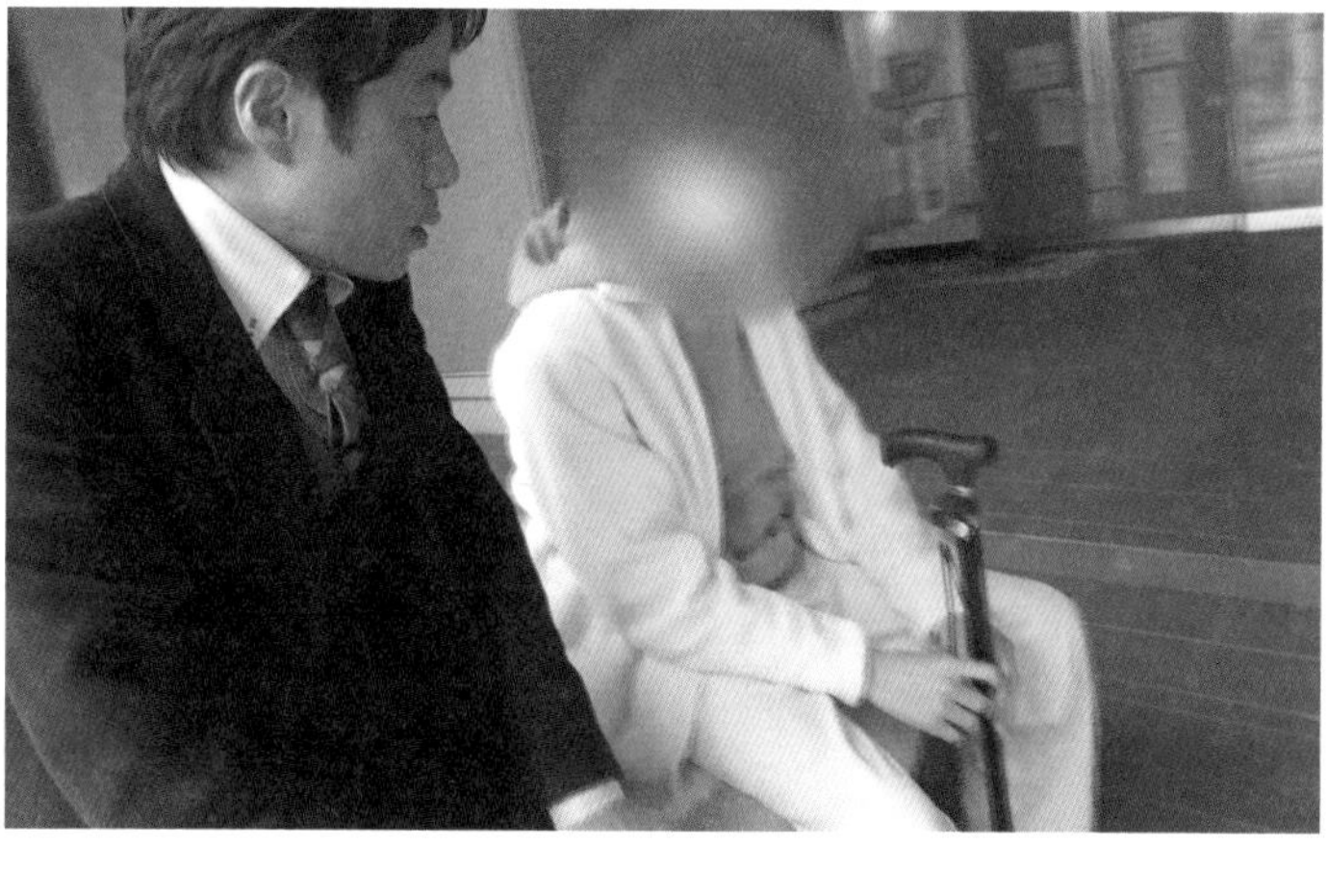

外出時には杖とサングラスが手放せない。

め、頭痛、肩こり、不眠などにも効果があると言われている。

数多くのコロナ後遺症患者を診察する中で、平畑医師はこのような治療法にようやくたどり着いたという。そして、この治療法は、病気の症状がほぼ同じだったことから、コロナ後遺症だけでなく、ワクチン後遺症にも応用できると考えたのだ。

こうした臨床医による貴重な情報を多くの医師が共有すれば、ワクチン後遺症患者が露頭に迷うことがなくなるのではないか、と単純にそう思うのだが、残念ながらこの知見は共有されていなかった。

平畑医師は、ある講演の場で厚労省の職員と対面し、名刺も交換したが、その後に彼に声がかかることはなかったという。

厚労省は「現状を知らない」というより、あえて「知ろうとしない」のだろうか？

平畑医師は、こんな言い方をしていた。「厚労省には、本気度を感じない」

本音だろう。もし、ワクチン後遺症で苦しむ人が現実に溢れていて、厚労省の責任でなんとかその苦しみを減らすべきと考えるのであれば、治療実績のある医師の経験を広く共有することをまずは考えるのではないかと思う。しかし、そうしなければという思いを一切感じなかったというのだ。実際に困っているのは患者たちだというのに。

いったいどうすれば、多くの医師たちがワクチン後遺症に向き合ってくれるのか？

平畑医師の提案は、国が「ワクチン後遺症の治療」に対して適切な診療点数をつけることで、より多くの医師が積極的に研究し、治療にあたるだろうということだ。

これが国としても、本腰を入れてやっているというメッセージにもなると力を込めた。

しかし私は、何よりも医師らの意識を変えることが必要だと感じる。

平畑医師によれば、今でも「ワクチンでそんな副反応が起きるはずがない」と思っている医師は多いという。だから、ワクチンで具合が悪くなっている人に対して、どのくらいの比率の医療機関が適切に対応できているかを懸念していた。

診断を断って、患者を門前払いで帰してしまっている医療機関がたくさんあるのではないか？　もしも、しっかりと現場で対応していたら、接種後の死亡例やワクチン後遺症の深刻度の現状はかなり変わったのではないか？

そう考えると、**我々メディアがワクチンリスクをどう周知させるかが、いかに大事かを**痛感させられた。

厚労省は、いつになったら本気になってワクチンリスクに関して各自治体や医療機関に対して伝えるつもりか。これまでに出されている客観的なデータを見れば（厚労省からのものも含めて）、待ったなしであることは明らかなはずである。

甲子園を目指すエースから、野球も生活も奪い去ったもの

私の夢は、甲子園に行くことだった。

子どもの頃から少年野球チームに所属し、中学、高校と野球部に入り、真剣に甲子園を目指していた。父親自身も高校まで野球をやっていて、「あとひとつ勝てば甲子園に行けたのに」と、お酒を飲むと悔やんでいる姿を見て、私もいつしか甲子園を目指すようになっていた。しかし、結果はドラマのようにはいかず、甲子園は夢のままで終わった。だからだろうか、甲子園を目指している少年を見ると、無性に応援したくなるのだ。

私のもとに、ある動画が送られてきた。少年野球の試合の様子で、マウンドで躍動するエースピッチャーの、バランスのいいフォームから繰り出されるボールに釘付けとなった。きれいな球筋で、伸びのあるボールがキャッチャーミットに次々と吸い込まれていく。バッティングも、非凡な才能を感じさせるスイングでボールを飛ばしていた。

彼は、小学生の頃にはリトルリーグで活躍し、関西の大きな大会にも出場するほどの実力の持ち主で、中学生になってからはシニアリーグのクラブチームに所属していた。しかし、今は野球をするどころか、中学校に通うことすらできていないという。甲子園出場が目標だった中学3年の野球少年に、いったい何があったのか?

私はその少年のいる奈良県内のある町に向かった。

自宅は住宅街の一角にあるのだが、庭にはバッティングケージがあり、それが目印になっていた。知人から鉄の骨組みをもらい、それを組み立てて、父親自らネットを張って完成させたものらしい。玄関に入ると、バットやグローブなどの野球道具一式が並んでいた。使いこまれたバットやグローブ、しかし、そのほとんどは、兄を目標に野球を始めた弟のものだった。

中学3年になる少年と初めて対面したのは2023年8月、少年はTシャツと短パンというラフなスタイルだった。ビデオで見た彼はガッシリとした体の印象だったが、思ったよりずっと線が細かった。

聞けば、ワクチン接種後に体重が10キロ近く落ち、痩せてしまったのだという。そして、真夏だというのに色白だった。本来なら白球を追い、グラウンドを駆け巡り、真夏の日差しで真っ黒に日焼けしていたのだろうに……。

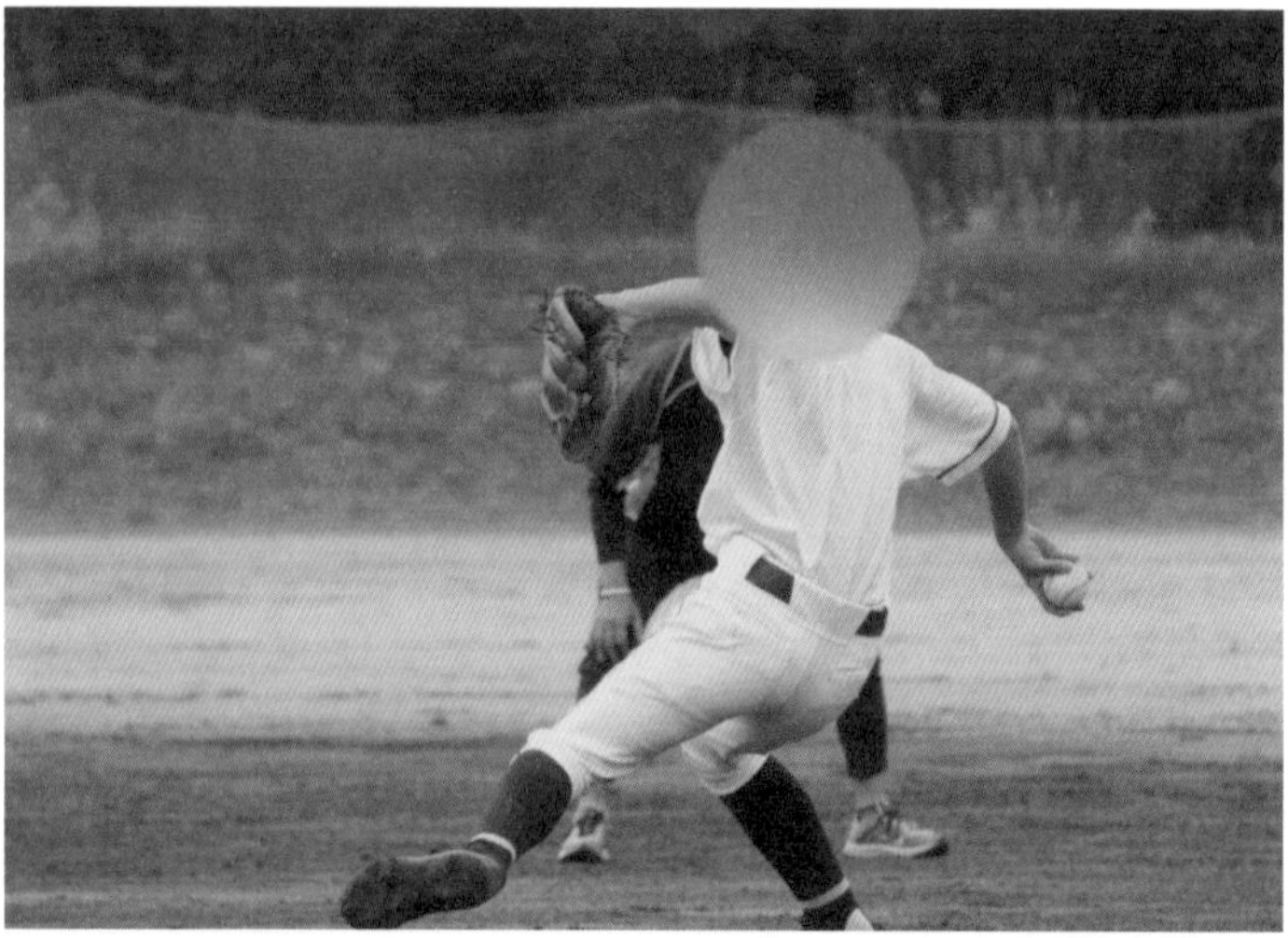

チームのエースで、甲子園出場が夢だった。

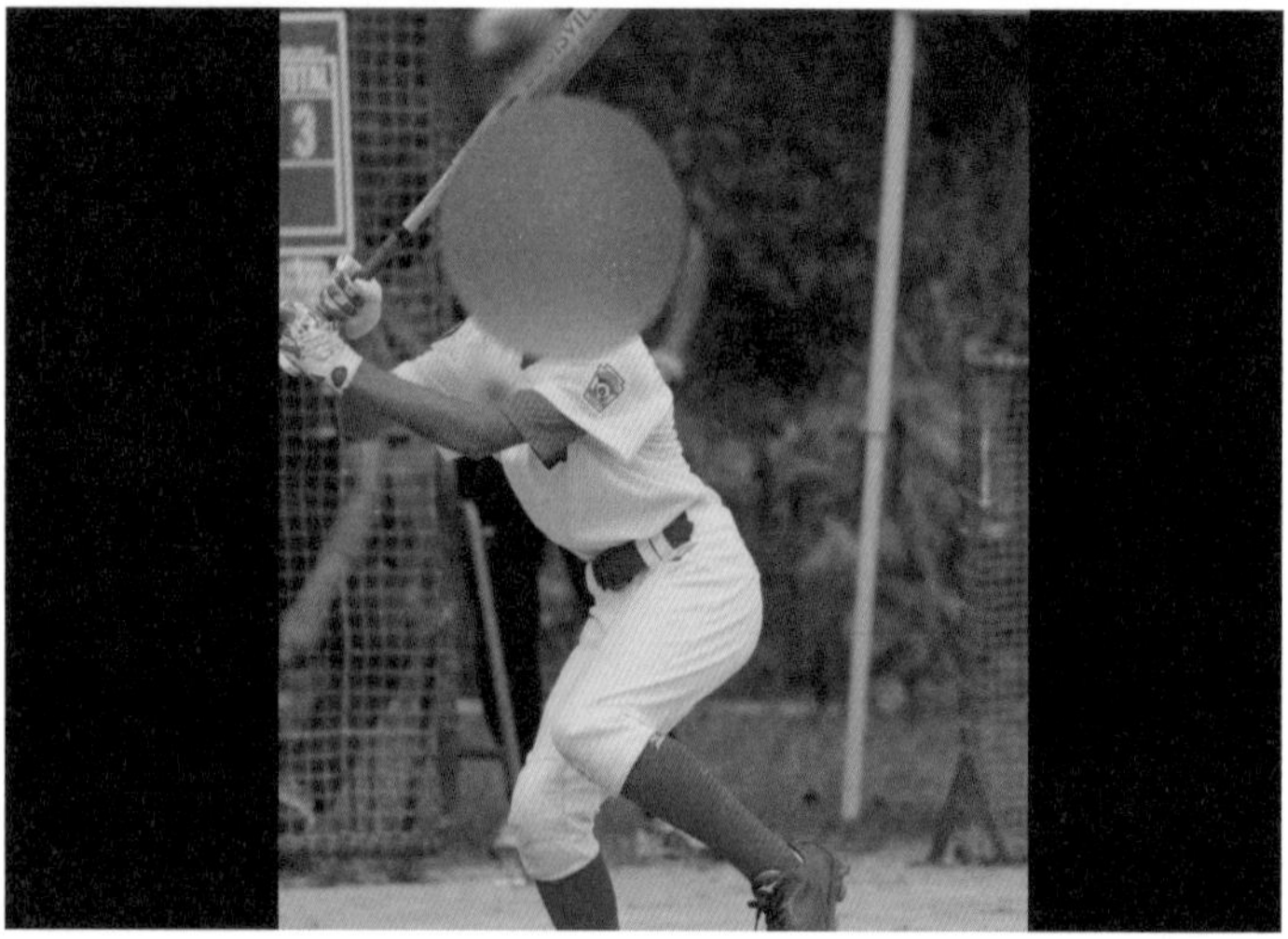

その夢を奪ったものは何だったか？

ファイザー製の新型コロナワクチンを、彼が初めて接種したのは、私が取材した日から遡ること2年前の２０２１年8月24日のことだった。

最初の症状が出始めたのは、（接種の2日後に）大好きな野球をしている時だった。練習していると、突然、それまでに経験したことのないような激しい頭痛に襲われた。頭が割れるようだったという。だが、それはまだ序章に過ぎなかった。

その翌日から2週間以上も高熱が続き、ようやく熱が37度台まで下がったかと安心したものの、その後は微熱が10カ月間も続いた。その間も、激しい頭痛が止むことはなく、同時に強い倦怠感も少年を苦しめた。

以前は、疲れ知らずで体力自慢だった野球少年の体は、ほんの少し動くだけでグッタリしてしまう〝別人の体〟に変わってしまった。

母親は、「ワクチンを接種した当初は、ただダラダラ怠けているのかと思った。そんな姿は見たことがなかったし、最初は理解してあげられなかった」と振り返っていた。

無理もない。その当時は、ワクチン接種後に強い副反応が続くとか障害が出るといった報道は全くなく、そんな可能性は微塵も考えていなかったという。

副反応に関する当時の情報不足は、身内同士であっても様々な誤解を生み、症状そのもので苦しむ本人を、二重に傷つけていたに違いない。

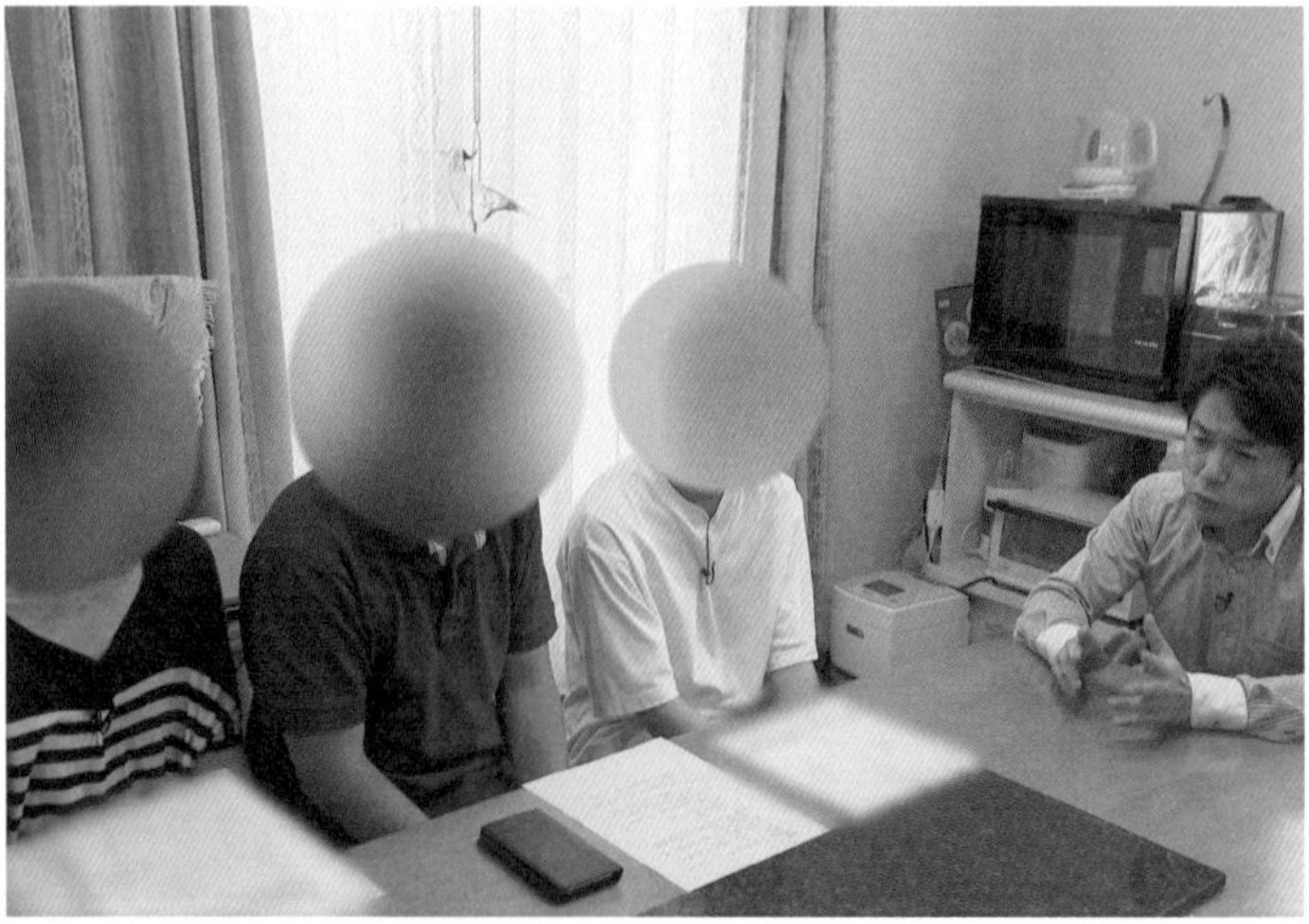

「最初は理解してやれなかった」と後悔する両親と。

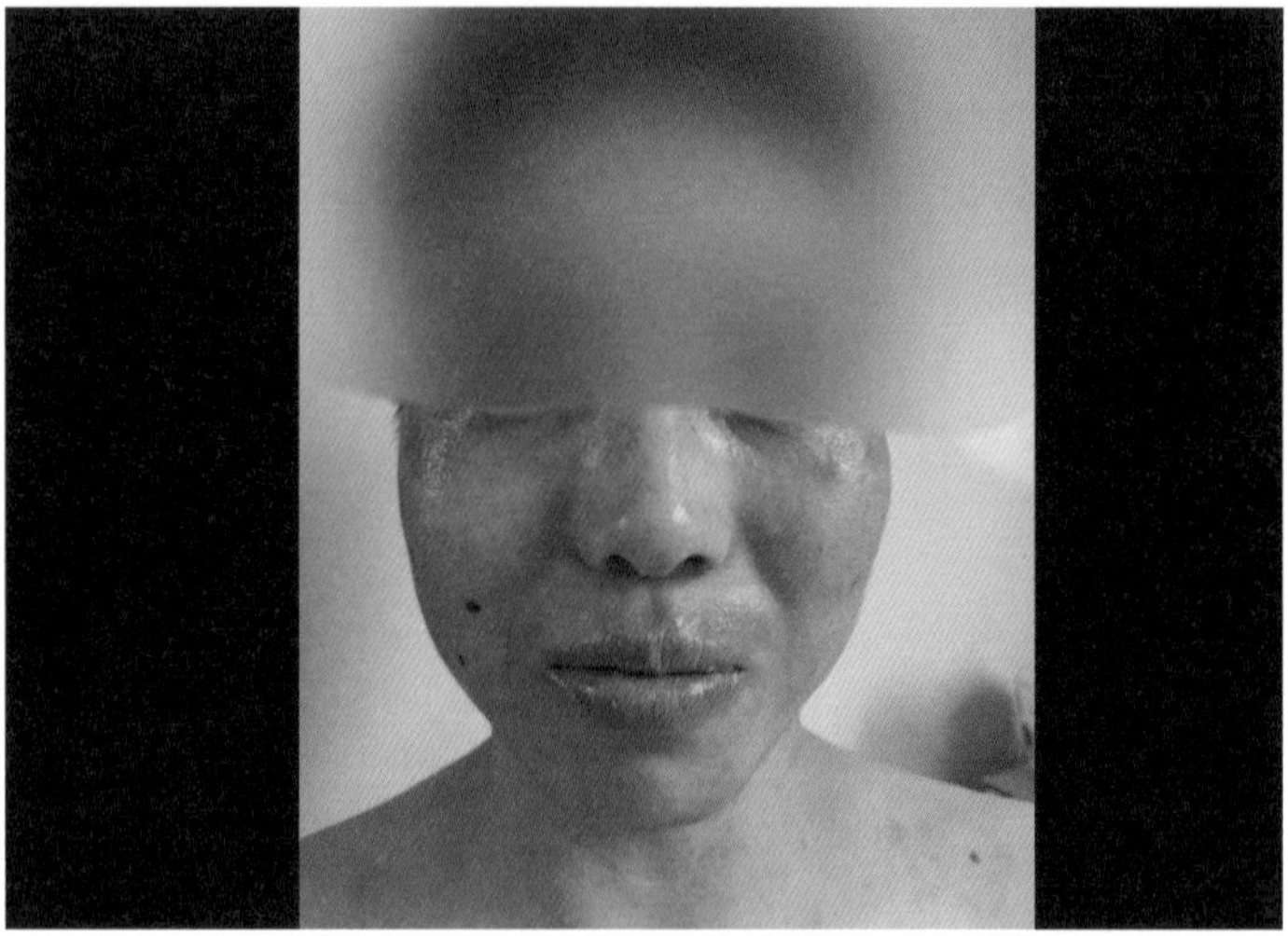

強い痒みが出て、唇も腫れ上がっている。

この頃、奈良県内にある大学病院を受診すると、ある診断結果が出た。それは「コロナワクチンによる副反応」というものだった。

確実な治療法がないなか、医師は「運動すれば良くなるよ」とアドバイスしてくれた。そのため、野球のクラブチームに復帰したのだが、これがいけなかった。1時間もしないうちに再び猛烈な頭痛でダウン。やはり、野球は断念せざるを得なかった。「運動すれば良くなる」どころか、医師の言葉どおりに運動した結果、症状は目立って悪化する結果になってしまった。

ここで芽生えた医師への疑問は、以後、医療機関全体への不信感にも変わっていった。

突然発症した「激しい痒み」や「皮膚症状」

発熱、頭痛、倦怠感……。これだけでも悲鳴を上げていた少年の身体を、さらに新たな症状が襲う。最初の接種から9カ月ほど経った2022年5月のこと。今度は、耐えられないほどの、激しく強い痒《かゆ》みが突然発生した。最初は胸の乳首付近が痒くなり、それがみるみるうちに全身に拡がっていったそうだ。写真を見せてもらうと、唇は腫れ上がり、その周辺や目の周りも赤く腫れ上がっていた。

上半身の写真には、胸から腹にかけて赤い発疹が続いていて、画像からも痒さが伝わってくるほどだった。この猛烈な痒みは、少年と彼の家庭から日常を奪っていった。

彼はこの耐えがたい痒みのため、寝ている間に激しく体を掻きむしるようになった。寝れば無意識のうちに出血するほど体を激しく掻きむしり、それがかさぶたとなり、やがてかさぶたが取れればまた体が血だらけになってしまう。そのため、夜も寝られなくなってしまっていた。睡魔と闘いながら、眠るに眠れず、ずっと我慢した果てに、朝方になって気絶したように寝る。それが日課になってしまった。

当然、昼夜が逆転した生活になり、学校にはほとんど通えなくなった。

父親は自分を責めた。息子には、「俺を怒ってくれよ。もっとぶつかってくれてええんやで。ワクチンを打たせた俺を責めてくれ」と言うのだが、息子は微笑むだけだった。

そんな心根の優しい息子が、いっそう不憫でならなかった。

家族全員で、何度も何度も泣いたという。

2021年8月24日

1回目のワクチン接種（ファイザー）
↓微熱、頭痛、倦怠感、強い痒みなどの症状が2年間続く

もちろん、ただ泣いていたわけではない。

一日も早く息子の体を治そうと、必死になって医療機関を回った。少しでも良くなるならと、地元の関西地方から東京まで、内科、脳外科、皮膚科など、症状に合わせて医療機関を選び、次々と受診した。その数は、ついに40を超えた。

それだけ回った理由は、「ここなら間違いない」という診断・治療をしてくれるところが見つからなかったからだが、診断結果は、行く先々でバラバラで、医師の診断も対処法もまるで異なっていた。

ある皮膚科の医師には「こんなのは精神的なものだ」と大声で恫喝された。

別の医師は、「国がワクチン後遺症など認めていないのに、私も認めるわけにはいきません。そんなもの、ないのです」と、ワクチンとの関連性そのものを否定されたという。

医療機関にかかった費用だけで、保険診療と自由診療を合わせて、すでに200万円以上になる。全国を飛び回った交通費や宿泊費などを入れると、もうまるで分からないし、計算すらしたくないという。

中学1年の夏から続く様々な症状。時は流れ、彼は中学3年生になっていたが、楽しいはずの中学生活は、あの日以来、完全に奪われてしまった。

満足に学校に通えず、大好きで得意だった野球もできず、当たり前の日常生活すらままならなくなってしまった。しかし、両親はせめて修学旅行にだけは同級生といっしょに行かせてあげたいと願い、中学3年の5月に彼を送り出した。

旅行先は沖縄だったが、2日目に、あの強い痒みが出てしまった。結局、急遽母親が沖縄まで迎えに行くことになり、彼の修学旅行はたった一日で終わりを告げた。

「思春期に、こんな生活をさせてしまっている……そのことが、ただただ辛くなります」

母親は取材中、終始泣いていた。息子に対して申し訳ないという気持ちが強いのだろう。

一方で父親は、医療機関の対応への不満と不信感が募って怒りを覚えているようだった。そして、この思いが、両親を突き動かす原動力になっていく。

「国を動かすには、まずは地元から」

少年の両親は、毎日息子の看護をしつつ、献身的に詳細な医療日誌を付け続けていた。そこには、日々の息子の体調や症状などが細かく記されていたが、その文字の乱れなどから、その日その日の両親の動揺や心情まで伝わってくるようで、見ていても辛かった。

実は、私にも彼と同い年の息子がいる。もし、同じ境遇になったら、私は息子にどう接していただろう。どんなサポートをしてやれただろうか。そう何度も自問した。

一番辛いのは本人だが、その状況は変えてあげたくても変えられない。親としては、できるものなら代わってあげたいと思うが、もちろん代わってあげることはできない。

親もまた、毎日心が張り裂けるくらい辛いはずだ。

私は、この少年と両親を取材しながら、もう一つのある家族のことを思い出していた。

神奈川県鎌倉市《かまくら》に住んでいた当時13歳、中学1年だった少年の両親のことだ。

前著でも紹介した、あの家族のことを思い出さないわけにはいかなかった。

母親とは何度もメールでやりとりし、複数回にわたって取材もした。

息子にワクチンを打つよう勧めてしまった両親の責任や後悔。接種後に入浴を勧めてしまった後悔。

母親は、「もし、あのとき自分が『そろそろお風呂に入ったら』と息子に勧めてさえいなければ……」と、何度も何度も自分を責め、自責の念に駆られていた。

息子はワクチン接種後、入浴中に浴槽で亡くなってしまった。しかし、接種後に会場で「お風呂に入っても大丈夫ですからね」と言われていたのだ。

接種5時間後の悲劇でも、ワクチンとの因果関係は分かっていない。

あの両親も、「代われるものなら、代わってあげたい」と、そっくり同じことを言っていた。もし、彼が生きていたとしたら中学3年生。奈良の少年と同じ年で、同じ野球少年だった。

少年の両親が次に取った行動は、地元の行政機関に働きかけることだった。私が取材したこの日、両親はある要望書を持って町役場に乗り込んだ。その要望とは、これまでの2年間の経験から得た知識と経験を踏まえたものだったが、当然ながら行政に対する不満が渦巻いていた。

両親が一番許せなかったのは、病院も行政もワクチン後遺症に関しての理解がほとんどないということだ。両親の主張には、私も全く同感だ。

病院が理解してくれない点は、先に述べた通りで、「過去にエビデンスがないから」という理由で診療拒否のような態度を取る医師さえいた。エビデンスがないから「正しい治療ができるかどうかわからない」と、対応に困るというのは分かる。

ただ、目の前には、明らかに辛い症状に苦しんでいる患者がいるのに、医師たるもの、何とかしてあげようと思わないのだろうか。

今回のコロナ禍で、さまざまな医師の資質、その本質が鮮明になったような気がする。

行政の無理解に関しては、多くのワクチン後遺症の患者たちから様々な話を聞いていた。典型例を一つ挙げるとすれば、それは、患者が国のワクチン予防接種健康被害救済制度の利用を決意し、医療費などを申請する際に起きていた。

これは国の制度で、救済申請の窓口は、当事者が住んでいる各自治体（市町村）の役場ということになる。酷いケースでは、役場の担当者が制度の存在すら知らず、患者側が窓口で担当者に制度の存在や運用について教える始末だったという、信じられないほどお粗末な話も耳にしたことがある。

行政が広くワクチン後遺症の症状などの情報を共有することで、リスクも共有できるはずだし、場合によっては接種してはいけない人のリスク管理もできるはずだ。

集団接種会場などでは、実際に丁寧にインフォームド・コンセントがなされていなかったという話もある。もしワクチン後遺症に対する知見が共有されていたなら、「今日のあなたのような状態の人は、接種しないほうが賢明です」とアドバイスできるケースもあったはずだ。

両親の要望は、いつしか「自分の息子を助けたい」というだけの目的から、「今後、誰にも息子と同じような思いをしてほしくないし、誰にも私たちと同じような思いをしてほしくない」というものに変わっていた。

後遺症患者への支援と理解を求めて、地元役場に正式に談判を申し入れた両親。

母親は、「行政がきちんと後遺症患者に理解を示していただきたいし、きちんとした治療法を発信してほしい」と語った。父親は、「必ずこの町から変えられるようにします。最後まで闘います」と力強く宣言していた。

私には、最後にどうしても少年に聞いておきたいことがあった。

彼がリトルリーグで活躍していた頃の写真を見せてもらったことがある。チームが「関西秋季大会」に出場した時の記念写真で、少年は堂々と誇らしげに写っていた。体もガッシリとしていて、とても小学生には見えないほど大人びた体格だった。

しかしワクチン接種後、運動ができなくなったため、少年の体は細くなり、ずいぶんと痩せてしまった。写真の中で躍動する少年の面影は、私の目の前にいる少年にはなかった。小学6年生の時より、大きく成長しているはずの中学3年生になっているのに。

当時のスポーツ新聞の記事も見せてもらった。試合で活躍した少年の勇姿が大きく掲載されていた。彼が期待され、評価もすごく高かったことがわかる。

「すごいね」と褒《ほ》めると、その時だけは、少し誇らしげに説明してくれた。

また、父親も母親も当時のことを懐かしそうに語る時には、饒舌になり、それまでの取材では見せなかったほころんだ表情をしていた。

あの頃に戻りたい。それが、両親、そして何より少年自身の素直な気持ちだろう。

強く希望を持ち、前を向いてほしい

高校に進学したら、どんな学校生活を送りたいですか？　私は、恐る恐る聞いてみた。今現在、病と闘って藻掻いている人に、どうなるか分からない未来のことを訊ねていいものかどうか迷った。未来を展望する余裕などないかもしれない。

確かに、これまでの取材の経験上でもそうだった。しかし私は、彼に前を向いてほしいと願い、また、彼自身がそれを強く信じてほしいと願って尋ねたのだ。

Q：高校に進学したら、どんな学校生活を送りたいですか？

A：普通に学校に行って、普通に野球もして、普通の日常に戻りたいです。

彼はかつてのような「日常」を取り戻すことこそが最大の目標と教えてくれた。

私には、すかさず確認したいことがもう一つあった。だから、酷かと思ったが、あえて口に出して質問してみた。

Q：野球は、硬式野球部に入って甲子園を目指しますか？

Ａ：そうですね、体調が戻れば……。

と、自信なさげにうつむきながら、彼は口を開いた。しかしその後、はっきりと強い目をしてこう言った。

Ａ：はい。行けるなら甲子園に行きたいです。

人には希望が必要だ。彼の明るい希望は、ほんの二年前までは紛れもなく甲子園に出場することだった。脇目もくれずに目指していたはずだ。それを忘れないでほしい。

２０２４年1月、彼は高校受験に向けて勉強していた。もともとは、野球で甲子園を目指すために、私立の強豪校への入学を希望していたが、今はそれを切り替えていた。今の体調のままでは練習についていけないので、別の公立高校を受験することにしたという。中学生になってから、まともに学校にも通えていないのだから、受験勉強もさぞ大変だろう。そして今でも、倦怠感や痒みは残っているという。

でも、彼は間違いなく前を向いている。

ワクチン後遺症の困難を乗り越えて、彼が甲子園に出場することを、私は心から願っている。それはきっと、後遺症で苦しんできた人、あるいは今もなお苦しんでいる人に、大きな勇気を与えるはずだと信じている。

大石解説！ | YouTube用サムネイル集 2

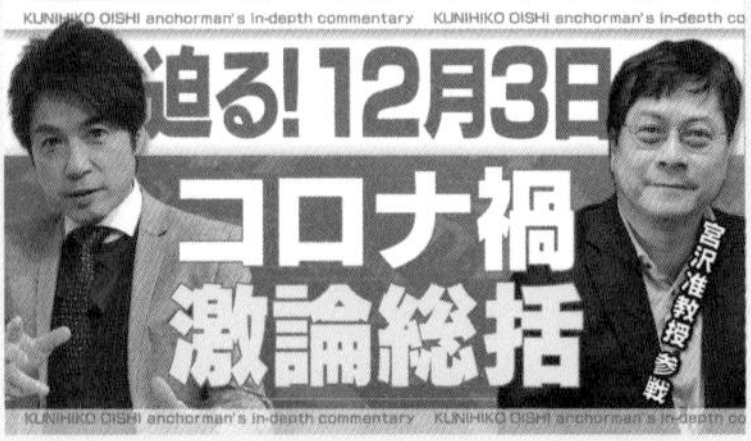

投稿 2023.11.30

関連ページ：7章
p.268〜

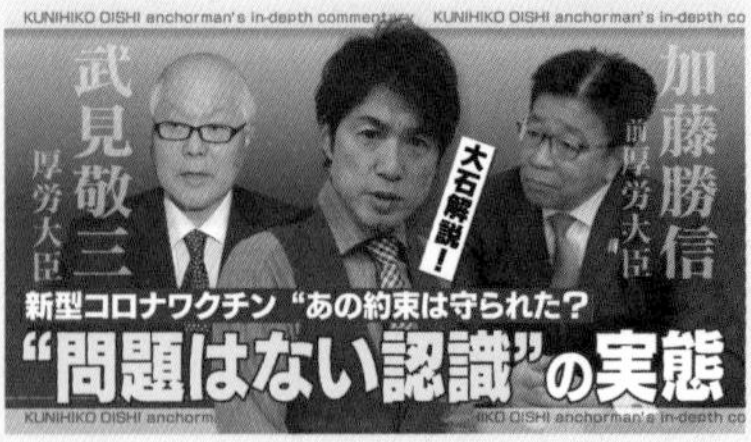

投稿 2024.1.1

関連ページ：6章
p.204〜

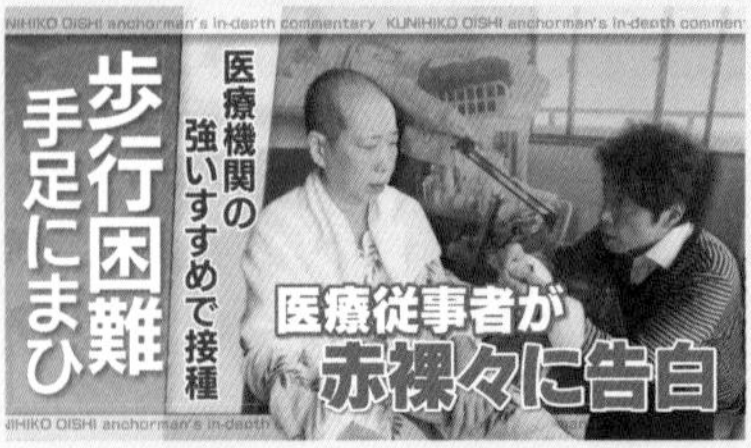

投稿 2024.1.12

関連ページ：1章
p.34〜

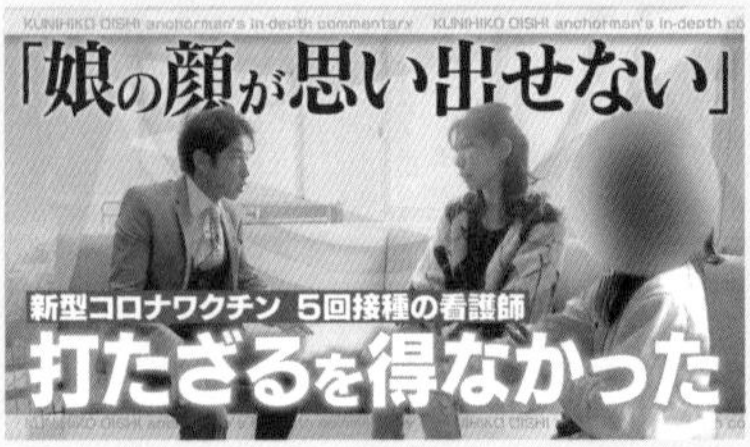

投稿 2024.2.2

関連ページ：2章
p.71〜

5章

医学と利益相反

——我々を守ってくれる「専門家」はどこに？

「大学教授らの闘い 高知で知った事実」

これまでに、取材で全国各地を訪ねてきた。人一倍その経験は多いはずだが、四国の地を訪れるのは初めてだった。プライベートも含めて人生初の四国へ向かった。

飛行機で四国上空を飛んでみて分かったことがある。四国は海のイメージが強かったが、実は山が多いということだ。住宅地は山々の麓《ふもと》にあるが、決して広いとは言えない。

現地の人が言っていたことを思い出す。「四国は、向こうに見える高い山の稜線が県境になるから、わかりやすいんですよ」

後で知ったことだが、私が高知を訪れた日は、たまたま、あの坂本龍馬《さかもとりょうま》の生誕祭の日だったという。高知市内では、地元の英雄を祝うように様々なイベントが賑やかに行われていたようだが、それを後で知ったと言うくらい、この時の取材では市の中心部に立ち寄る機会はなかった。

高知空港から高知大学へ直行したからだ。観光名所のひとつ、淡紫色に染まったコスモス畑や、教科書でも習った二期作をする田んぼを抜けると、そこにはひときわ大きな建物群からなる高知大学があった。私は、なぜ高知大学へ向かったのか？

東海地方の内科医から「帯状疱疹が急増している」とのメールが

その年のはじめ（2022年1月）東海地方の、とある医療機関の内科医から番組宛にメールが届いた。内容は、ワクチン接種後の後遺症に関してだった。

番組やYouTubeでワクチンの副反応を継続して伝えてきているためか、こうした情報提供は珍しいことではなかった。

その医師は匿名を条件に、ワクチン接種後の患者の状況を包み隠さず語ってくれた。

「ワクチン接種後に、目立って帯状疱疹の患者が増えているようだ」

彼はその詳細なメモをわざわざ見せてくれた。社会貢献と思ってワクチン接種を行っていた医療機関なのに、ワクチンに関するネガティブな情報は言えない。世の中の状況からワクチン接種を進めなければいけないと理解はしていたが、接種後に後遺症としか考えられない症状の出ている人が多い。

個人的に、mRNAワクチンには疑問を抱き始めていたというのだ。

匿名ということで何の制限もなかったからか、彼の言葉は強く、大胆でメッセージ性に富み、破壊力すら感じた。私が知る限り、現役の臨床医が新型コロナワクチンに対して、カメラの前で初めて物申した瞬間でもあった。

ワクチンを接種した後、明らかに、これまでにない現象が起きている。「帯状疱疹が多発している」状況に違和感を覚えたその医師は、市内の薬局などに聞いて回った。その独自調査で分かったことは、市内の薬局では、間違いなく前年より帯状疱疹の薬を多く処方しているという事実だった。

「うちだけではない。これは日本中どこにでも起きていることなのではないか？」

果たして、その推測は当たっていた。

全身の細胞で障害を起こしていたスパイク蛋白

高知大学の佐野栄紀《さのしげとし》特任教授は、皮膚科の医師でもあり、これまで数多くの患者を診てきた。その中で、2020年以降、違和感を抱くことがあった。それは、帯状疱疹など皮膚炎の患者が顕著に増えたこと。

患者を調べてみると、ある共通点が浮かび上がってきた。「皮膚症状が出てきたのはワクチン接種後だ」と言う患者が非常に多いことだった。時間経過を見ても、接種した後、短期間のうちに症状が現れるケースが多いことがわかった。

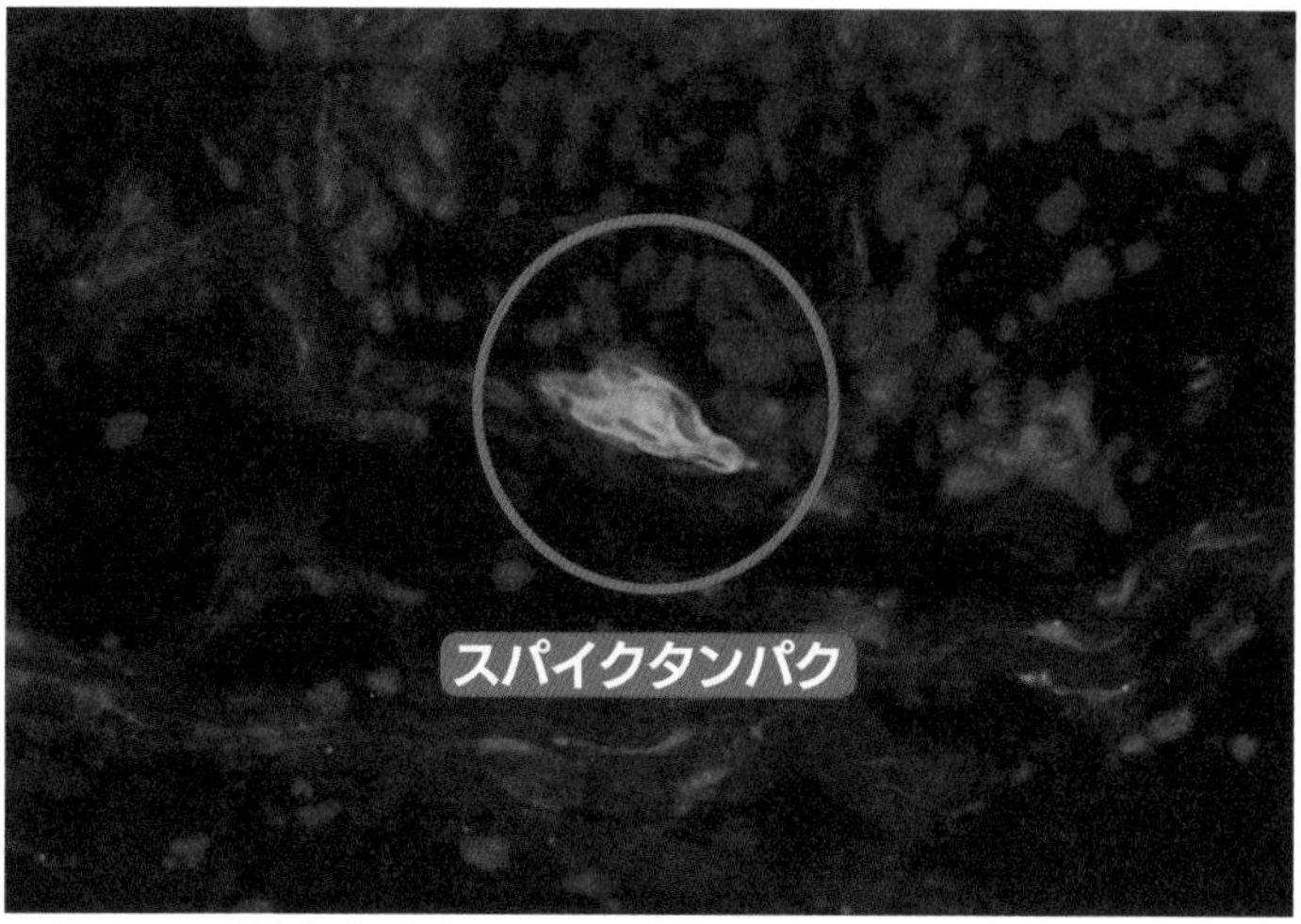

帯状疱疹で炎症を起こした皮下組織にはスパイク蛋白が存在していた。

そこで佐野特任教授は、帯状疱疹で炎症を起こしている患部の皮下組織を特殊な方法で染色することで、その犯人を突き止めようとした。佐野特任教授の中では、犯人についての仮説はあった。ただ、あくまでも仮説に基く推測で、確信ではなかった。

特殊な方法で染色された犯人の正体とは何だったのか？

「この緑色に染まった部分が、スパイク蛋白です」

佐野教授は、モニター画面を指差しながらそう言い放った。

このスパイク蛋白とは、新型コロナに感染した時に体内にできるもので、新型コロナのｍＲＮＡワクチンは、この性質を利用して作り出された世界初の遺伝子ワクチン

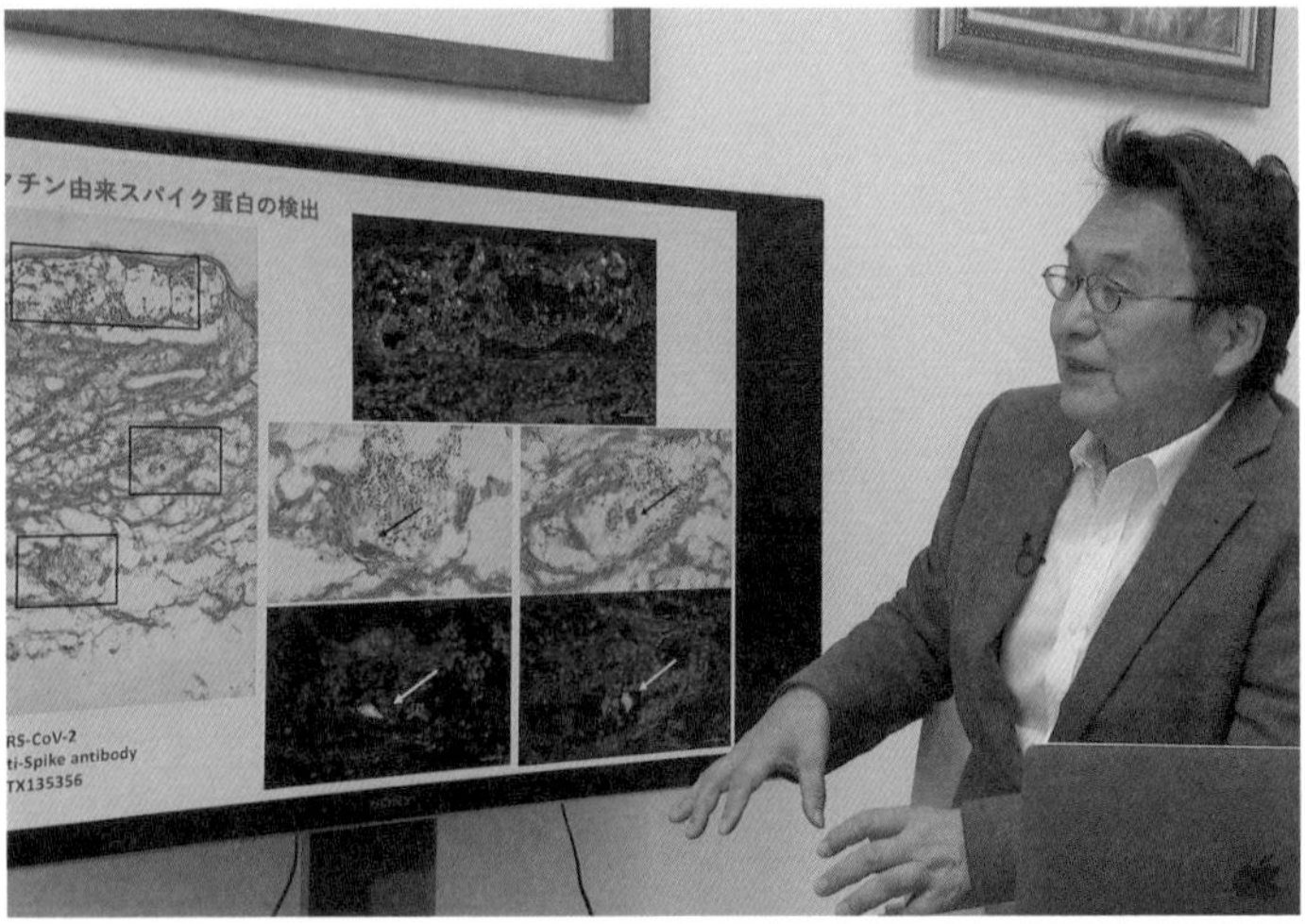

重大な発見について説明してくれる高知大学医学部・佐野栄紀特任教授。

だった。このスパイク蛋白の遺伝情報の一部（メッセンジャーＲＮＡ）を注射し、その遺伝情報を細胞が取り込むことで、細胞内にスパイク蛋白を作らせる。そのスパイク蛋白が抗体となり、体が免疫を作りだすという仕組みだ。

　組織検査の対象となった患者は70代の男性で、上腕部に黒い傷跡のようなものが見える。ワクチン接種後に皮膚炎を起こし、その後、黒く壊死してしまったのだという。この男性の壊死した患部の皮下組織を特殊な方法で染色した結果、皮下組織内に「スパイク蛋白」が存在していることがわかった。そして、ここがとても重要なことなのだが、この男性はコロナには感染していなかったのだ。感染歴ゼロ。つまり、このスパイク蛋白質は、コロナ感染由来ではないことを意味する。

だから、ワクチン接種によって誘発されたスパイク蛋白が全身を回り、この皮膚炎を引き起こした犯人なのではないか？　メーカーや厚労省などの説明では、ワクチンによって産生されたスパイク蛋白は短期間で分解されるということだったが、実際には体内で消えずに、それが全身の細胞に届き、障害を生んでいるのではないか？

これが、佐野特任教授の推測であった。

こうした検査を何度も繰り返し、複数の患者らからワクチン接種由来のスパイク蛋白の存在を確認した佐野特任教授は、これを論文にまとめて公表した。

この論文は、日本だけでなく、世界中に衝撃を与えた。

接種後の皮膚症状については、私にも思い当たる節があった。私がかつて取材したワクチン後遺症の二人だ。

一人は、ワクチン接種後に帯状疱疹を発症した40代の男性。そしてもう一人は、小学5年生の女の子で、舌が、カンジダ症と思われる白い苔が生えたような症状で露われていた（前著『新型コロナワクチンの光と影』カラー口絵3P参照）。

二人とも、それまで全く無縁だった症状が接種後に突然現れたことに困惑していた。

佐野特任教授に、その写真と症状を告げると、詳しく検査をしてみないと正確にはわからないが、と前置きしたうえで「スパイク蛋白が悪さをしている可能性は考えられる」との推測を語ってくれた。同じような症例の患者をすでに何人も診てきているという。

これまでの取材の「点」が「線」として繋がった瞬間だった。

①内科医の「接種後の帯状疱疹が多い」という告発
②私自身が取材した、接種後のワクチン後遺症の中に、皮膚症状で苦しむ二人がいた
③佐野特任教授の研究によれば、帯状疱疹など皮膚症状が多発している原因は、ワクチン由来のスパイク蛋白を機序としている可能性が高い

しかし、この点がさらに次の懸念に繋がっていることに佐野特任教授は気づいていた。

それは、コロナ禍での天地がひっくり返るほどの衝撃だった。

「テレビでこんなん言うてもええんかな?」

帯状疱疹ウイルスは、もともと日本人の成人のうち9割以上が持っていると言われる。そのウイルスは水ぼうそうウイルスと同じもので、水ぼうそうが治っても、体からは出て行かない。通常は免疫力によって活性化を抑えられているのだが、何らかの要因で自分

の免疫力が落ちると、それがムクムクと起き出して悪さをするというのだ。

例えば50歳を超えると、体力の低下に伴って免疫力が低下するので、帯状疱疹の患者の発生率が増える。だから、帯状疱疹ワクチンを接種して、加齢とともに低下する免疫力を高めなければいけないと言う専門家もいる。

この場合の免疫力低下の要因は、言うまでもなく加齢によるものということになる。

一方で、コロナワクチンは備え持った免疫力を低下させ、帯状疱疹などを発症させる。

私は佐野特任教授の「コロナワクチンは接種後に免疫力を下げる」という仮説を聞き、次のような質問をぶつけてみた。

「コロナワクチンが免疫力を下げるなら、他の一般的な感染症にも感染しやすくなるのではありませんか?」すると、佐野特任教授はカメラをチラッと見やり、

「テレビでこんなん言うてもええんかな?」と前置きをして、衝撃的な発言をした。

「mRNAワクチンは、結果として免疫力を下げる。だから、他の感染症にも当然感染しやすくなる。つまり、コロナにも感染しやすくなってしまうのです」

佐野特任教授は言った後で、少しだけ後悔したような、それでいてスッキリしたような表情を浮かべていた。一番言いたいこと、最も伝えたいことを言えた満足感だったのかもしれない。つまり、これこそが問題の核心だったのだ。

実は、これと同じことを、前述した内科医も指摘していた。「ワクチンの副反応は帯状疱疹だけでない。接種すればするほどコロナに感染しやすくなるリスクが生まれる」と。

ワクチンを打てば打つほど感染しやすくなる

この仮説を裏付けるようなデータは存在しているのだろうか？

おそらく一番母数が大きいのは、厚労省のワクチン効果を示すデータだ。これによれば、年代によってはワクチンを打っていない未接種よりも、ワクチンを2回以上接種した人の方が人口10万人あたりの感染者数が多かったのだ。

そもそも、この最も重要なデータ「ワクチン接種歴別の新規陽性者数」を、2022年5月まで、厚労省は意図的に操作して「ワクチン未接種者のほうが感染者数が多いように見せかけていた」ことが判明している（前著『新型コロナワクチンの光と影』本文208PP.〜参照）。しかし、名古屋大学医学部名誉教授・小島勢二《こじませいじ》医師の指摘により、これは、「接種歴不明」だった人たちを全て「未接種者」に加えることで「ワクチン接種者」のほうが感染抑制できるというように見せかけていたことがわかってしまった。

小島医師は、海外で発表されているデータではワクチンに感染予防効果がないことがはっきりしているのに、なぜ厚労省発表のデータによると感染予防効果があるのか不思議に思い、データを精査して、この驚くべきカラクリを発見したのだった。

日本人は、国民の健康を守るべき厚生労働省が最も基礎的なデータを改竄していたことによって騙されていたことになる。

佐野特任教授らの推測通り、ワクチンを複数回接種したほうがコロナに感染しやすくなるという傍証でもあり、結論としては、「ワクチンに感染予防効果はない」と言える。

佐野特任教授は、これまでの研究結果や見解をまとめて国に提出した。そして、ワクチン接種後に死亡した人全員の病理解剖を実施することや、検体を保存することも国に要求している。

私は、佐野特任教授に聞いてみた。コロナワクチンと皮膚炎の因果関係はあるのか？

「状況証拠的には黒に近いといえる」彼は迷いなくそう答えた。

しかし、「状況証拠的には？」とはどんな意味があるのだろう。実は、佐野特任教授の患者を調べる限り、ワクチン接種によって様々な皮膚症状が起きているのは事実だが、現状では皮膚組織に存在したスパイク蛋白が、どんな機序（メカニズム）で帯状疱疹などを引き起こしているのかという解明にまでは至っていないという。

容疑者までは突き止めたが、その犯行手順の全容については、現在まだ立証の途上だというのだ。それが「状況証拠的には……」という意味である。

佐野特任教授の研究機関ではシロ、クロはっきりさせられないのか？　と尋ねると、彼は悔しさを滲ませながらこう語った。「我々のような一大学だけでは難しい」と。

前述したワクチン接種後に帯状疱疹が増加していると指摘した内科医は、「ワクチンとの関連性が解明されない限り、このワクチンを使用してはいけないはずだ」と訴えていたが、変わらぬ現状を鑑みて、自分の医療機関でのワクチン接種は自主的に中止した。

未知の感染症を前にして、人命と健康を守るための社会貢献になると信じて打ち続けたｍＲＮＡワクチンを、これ以上自分の患者に打ち続けることはできないと判断したのだ。

彼は、強い口調で「国は即刻完全に接種を止めさせ、全力で副反応の調査、研究をすべきだ」と述べる。

「ワクチン研究を許さない」その理不尽で不平等な契約の意図は何か？

この、肝心の新型コロナワクチン。過去に一度も成功したことがなく、特例的緊急承認によって、充分な治験を経ることなく人類に初めて使われた遺伝子ワクチンを、実はワクチン学者が研究できない事実をご存じだろうか？

今回のコロナワクチンは、日本が国として購入したわけだが、ワクチンメーカーとの購入時の契約によって、「接種目的以外で使用できない」、すなわち研究のために使用してはならないという強力な条件、莫大な違約金などによって縛られているという。

この巨大な壁が、佐野特任教授の「我々のような一大学では無理」という意味なのだ。

佐野特任教授は、「mRNAワクチンを自由に研究で使えるようになれば」と続けた。

今のコロナワクチンは、契約上、接種目的でしか使うことはできない。つまり、副反応等の検査をするための研究目的でワクチンを使用してはいけないと決められている。

そのことを、多くの医師や専門家が嘆いている。

契約違反に対しては極めて厳しい罰則規定が設けられているとか、接種後のトラブルに関しては一切賠償責任を負わない（製造者責任は問われず、買った側の国が全責任を負う）との項目もあるそうだ。

日本は（日本だけに限らないが）、いったいどんな契約をアメリカの製薬会社と交わしたのか？　主権者である国民が、その細かな条件について全く知らされることがないのはなぜなのか？　日本人の命と健康が危ぶまれている中、日本人の体内に直接入れるワクチンに関する独自の研究が禁じられている意味を考えなくてはいけない。契約というパンドラの箱を開けないことには、実はこの問題の本質は見えてこないのかもしれない。

「ワクチン接種をすればするほど、感染症にもなりやすい。例えば、接種すればするほど、コロナに感染しやすくなるのです」という佐野教授の発言が持つインパクトと意味は、それまで国が進めてきたワクチン接種という国策を根本から否定することにも繋がる影響力を持っていたと思う。

そもそも国は当初、〝ワクチン接種をするのは感染予防のため〟と、国民に周知していたし、我々もそのように報道した。しかし、実際には2回接種後にも「ブレイクスルー感染」などといって感染拡大は続き、「ブースト接種が必要だ」として、続けざまに3回目、4回目接種が求められた。

さらに、オミクロン株という、非常に感染力を増した新しい変異株が登場し、既存の新型コロナワクチンでは感染予防効果が薄れるとして、国はワクチン接種の意味を〝感染予防効果〟のためから、〝重症化予防効果〟のためと軌道修正をした。

「感染予防効果はないけれど、重症化は防げるからオミクロン株対応のワクチンを打ってほしい」と、言い分を変えたわけだ。

国策とも言えるワクチン接種に対して疑問を持ち始めた大学教授や医師らが現れ、世界中でも重大な論文が次々と発表され、大きな声に変わりつつあった。

しかし、今、正しい声を挙げることに、いかに勇気が必要なのか？

その後に思い知らされることになる。

「ワクチン問題研究会」――なぜ、名誉教授だけが前線に立つのか？

人類の歴史は、感染症との闘いの歴史だという。歴史の中で、幾度となく繰り返されてきたパンデミック（感染爆発）。今回の新型コロナ禍は、始まりからすでに4年に及ぶが、その間に我々が失ってきたものがある。

その一つが「正義の輪郭」だ。コロナ禍に入り、最前線の現場で未知のウイルスと闘う医師らは英雄視された。新型コロナウイルスと闘う医療従事者たちが、神々しいほどの正義の味方に見えた人も多かったろう。

しかし、コロナ禍の主役たちの中には、正義の仮面を被りつつも、自ら正義を放棄し、不正に手を染めていた人もいる。コロナの無料検査の補助金を不正に受給したり、コロナ患者の受け入れ病床を確保することでもらえる補助金を、不正に受給したりする医療機関も相次いだ。正義とは何か？　その輪郭が歪んで見える時もあった。

その医師との出会いは、番組宛に届いたあるメールがきっかけだった。後に、国のワクチン接種による健康被害を指摘し、一般社団法人の「ワクチン問題研究会」を立ち上げることになる福島雅典《ふくしままさのり》医師がメールの送り主だった。

京都大学名誉教授の福島医師のメールには、「このワクチンには問題点がある、君と話したい」と記してあった。

すぐに電話をすると「私は接種前から、このワクチンには疑問を持っていた」と持論を展開した。

私に連絡をくれたのは、福島医師が、家でテレビを見ながら新型コロナワクチンについての問題点を指摘している様子を見た娘が、「自宅でワクチンについて何を言っていても変わらないじゃない。CBCテレビでは、ワクチンのリスクについてもきちんと伝えているから、一度、大石さんに連絡してみたら?」とアドバイスをくれたのがきっかけだったという。

福島医師は、京都大学大学院の医学研究科で薬剤疫学分野の教授も務め、薬害エイズ問題では被害者側に寄り添い、薬害根絶に取り組んできた人物でもある。

薬害に対する考え方は、「さっきまで元気だった人が、ワクチン接種後に歩いていて電柱にぶつかったら、それはワクチンのせいかもしれないと考えて検証するべきではないか」という、いたってシンプルで分かりやすいものだった。

接種後に、通常考えられない行動を取ったなら、まず最初に薬剤の影響を考慮すべきという福島医師の言葉は、このワクチン問題において一番抜け落ちていた視点だったかもしれない。「クスリ」という言葉を逆さに読めば、「リスク」となる。まさにリスクが背中合わせのクスリ、ワクチンは諸刃の剣でもあったことを、改めて教えてくれた。

その後も福島氏には何度か取材させていただいたが、具体的な動きが始まったのは、2023年9月だった。前述の「ワクチン問題研究会」の立ち上げ会見を、他ならぬワクチン問題の監督官庁でもある厚生労働省内で行ったのだ。

勇猛果敢な戦国武将として知られる福島正則《まさのり》と、字は異なるが読みは一緒で、勇気を持って敵陣に突入する様も「何か似ている」と、私は勝手にシンパシーを感じていた。

この研究会は、新型コロナワクチンの安全性に懸念を表明する大学の名誉教授や全国有志医師の会のメンバーらが中心になって、ワクチン後遺症の原因と治療法を究明するための学術研究機関だ。その代表理事が福島氏で、理事に大阪市立大学（現・大阪公立大学）の井上正康《いのうえまさやす》名誉教授、東京理科大学の村上正康《むらかみまさやす》名誉教授らが名を連ねている。

「医学」も研究費を人質に取られている

なぜ大学を退職した名誉教授しかいないのか？　福島氏は「答えは簡単だ」と、教えてくれた。現役の大学教授らがこの問題を指摘すれば、「大学側から睨《にら》まれて研究などとてもできないから」とのこと。本当にそうなのだろうか？　「学問の自由」などというのは幻想に過ぎないのか？

福島氏と同じ京都大学で准教授を務め、長年ウイルス学や免疫学を研究してきた宮沢孝《みやざわたか》幸《ゆき》氏に聞いてみた。宮沢准教授は即答した。

「国立大学は国から研究費用をもらって研究しますから、国に異議を唱えることは難しい」と。つまり、国立大学の研究者らは、コロナワクチン関してマイナスになるような研究をすれば、国から大学側に圧力がかかり、今度は大学側から教授らに圧力がかかるため、この問題についてはアンタッチャブルになってしまうというのだ。

しかし、そんな圧力があると予想される中、コロナワクチンのリスクに関しても、テレビやYou Tubeで舌鋒鋭く指摘する宮沢氏は、こう語ってくれた。

「ワクチンを認可するのも厚労省なら、薬害の責任を負うのも厚労省。だから、問題が起きた場合も厚労省は否定したがる」これを変えるには、どうすればいいのか？

すぐさま質問すると「国から完全に切り離された、忖度《そんたく》のいらない民間機関しか、ワクチンの実態を調べられないのではないか」と言う。

この他、何人かの現役の大学教授にも聞いてみたが、宮沢氏と同じような返答だった。だからこそ、退職した大学名誉教授たちばかりが、自らの使命として、最後の仕事をしているのだろう。

井上正康名誉教授は、「全て手弁当、何の利益もないが、日本の医学、日本の未来のために最後のお勧めをしていますよ」と、柔和な表情だが、力強く語っていた。

ワクチン後遺症についての未来の評価はまだ分からない。しかし、少なくとも目の前には数多くのワクチン後遺症患者がいるではないか。その人たちを救わずして医師と言えるのだろうか？　という井上氏らのスタンスは、正義の輪郭を失いつつある社会のなかで、一筋の光にも思える。

ワクチン問題研究会では、ワクチン接種後に現れる副作用を「新型コロナワクチン接種後症候群（ＰＶＳ＝Post-Vaccination Syndrome）」と呼び（これが、いわゆる「ワクチン後遺症」の正式で国際的な医学用語だそうだ）、その患者に適切な医療を届けるための仕組み作りを目的としている。まずは、世界から学問的な情報を広く集め、日常診療に必要なエビデンスを集約して広く普及させる。そして、診断基準を作成し、検査法を確立し、新型コロナワクチン接種後症候群（PVS）の全体像を明らかにすることなどを目標に挙げている。

「国はワクチンの副反応問題に向き合っていない」と批判する福島名誉教授は、「患者さんが、憲法によって保障される、いつでも、どこででも最高水準の医療を受けられるようにする。それがこの国の国是です」と、会見で言葉に力を込めた。

このワクチン問題研究会の最大の主張は、mRNAワクチンそのものが体調不良の元凶であるから、即座に接種を停止せよという、センセーショナルで、国の考え方と真っ向から対立し、それを否定するものだ。


記者会見が終わり、この会のメンバーが最後に向かった先がある。

厚労省の玄関脇に建つ「誓いの碑」だ。過去に繰り返された薬害事件を二度と繰り返すまいと建てられた国の反省の証でもあった。

そこで、福島名誉教授は「日本は薬害を根絶できるように法律も整備したし、制度も作ったんですよ。薬害は二度と起きない国に日本はなったはずなんです。法律でそうなっているんだから、法律を執行しないのは行政の怠慢だ」いつものその威勢のいい大きな声は、厚労省に響き渡った。その声が、本当の意味で国に届くのか？

現役を離れた名誉教授らによる闘いは続いている。

6章

コロナ禍が浮き彫りにした「政治と行政の歪み」

加藤前厚労大臣へのインタビュー

私は新幹線で東京へ向かっていた。座席でホットコーヒーを飲みながら、今日のインタビューのことを考えていた。これまで何度、これを繰り返しただろうか？東京へ行き、国会などで取材し、すぐにとんぼ返りで名古屋へ。東京での滞在時間は、インタビュー時間次第で決まる。

これまで数多くの政治家に東京の永田町でインタビューしてきた。安倍晋三《あべしんぞう》総理、岸田文雄《きしだふみお》総理、小沢一郎《おざわいちろう》民主党幹事長、岡田克也《おかだかつや》副総理、石破茂《いしばしげる》大臣、甘利明《あまりあきら》大臣、野田聖子《のだせいこ》大臣……こうした大物をはじめ、数多くの政治家にマイクを向けて気づいたことがいくつかある。一つは、肩書は人を大きく見せるということだ。権威が人にオーラを与え、時にこちらの質問の矛先を鈍らせることがある。また、肩書きと数多くの取り巻き官僚らから、プレッシャーを感じる時がある。

恥ずかしながら若い頃は、その場の雰囲気に飲まれてしまうこともあった。

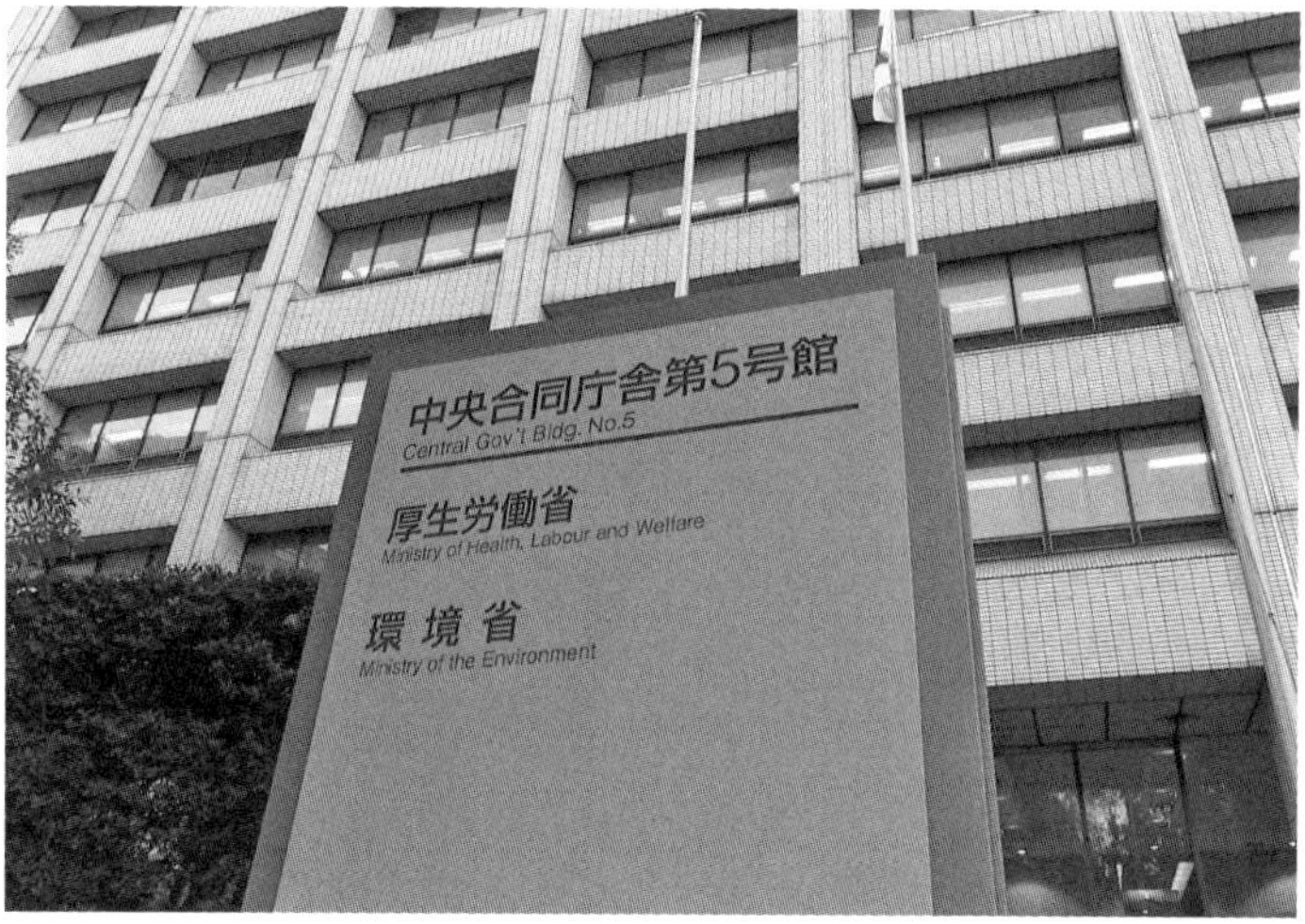

厚生労働省の外観。

一方で、肩書は人を慎重にさせる。地位とは人に慎重さを与え、時にその人の受け答えをつまらなくする。

2022年12月16日、当時の厚生労働行政のトップ、加藤勝信《かとうかつのぶ》厚労大臣への単独インタビューが実現した。一年以上にわたり、丹念に取材してきたワクチン後遺症の問題や接種後の死亡例についての見解を聞き、今後の国としての対応を問い質《ただ》すためだ。

指定された時間は午後6時15分からの15分間。業界用語で言う「ケツカッチン」（ケツ＝おしりが決まっていて、その後の予定がつまっている状態）。6時半には絶対にインタビューを終えないといけないという約束だった。私は6時半終了のインタビューでのイメージトレーニングを何度か試みた。正確に言えば、「何度も」だ。

インタビューは、時間に制限がある時とそうでない時では手法が変わってくる。一言で言えば、「足し算」か「引き算」かだ。時間があれば、場の雰囲気を作ってから本題に入り、一つの質問に付随してあれもこれも根掘り葉掘り聞く「足し算」で行けるが、時間がない時には、いきなり核心の質問から入り、枝葉の質問はカットするのが私の取材の鉄則だ。今回は、当然後者の「引き算」だった。

午後5時半には厚労省に入り、6時には大臣室の隣にある控室に通された。ソファに座り、その時を待った。その部屋の風景と座り心地から、かつてこのソファに座ったことを思い出した。厚労大臣への直撃はこれが初めてではなかった。安倍政権時代の田村憲久《たむらのりひさ》衆院議員にも、コロナ禍の政府対応の課題などについて聞いたことがあった。広い大臣室には胡蝶蘭がズラリと並んでいて、その香りが充満していた。

そんなことを思い出しているうちに約束の時間になった。時計の針はすでに6時15分を指していた。席を立ち、入室したらすぐに臨戦態勢を取れるよう、心の準備をした。

すると、そこに厚労省の職員が来て、我々にこう告げた。

「スタートは6時半からでお願いします」拍子抜けしたような、それでいて、このなんとも言えぬ緊張感がまだ継続するのかという疲労感もどっと押し寄せた。

そして、そこから妙な光景を目《ま》の当たりにすることになった。我々が案内されていた控え室にあった1台のコピー機に、厚労省スタッフが走ってきてコピーしては、大臣室に駆け込む姿が何度も見られたのだ。

仕切り直しの午後6時半。ようやく大臣室に入った。重厚な机がでんと構える奥の大臣席までは、入口から5、6メートルの距離がある。その距離を、お付きの官僚らが一列になって埋めていた。総勢10人近くはいただろうか。その中には、知っている職員の顔もあり、軽く会釈した。

加藤勝信大臣は一番奥で待ち構えていた。名刺交換をし、インタビュー場所のソファに腰掛けると、机いっぱいに資料がズラリと並んでいた。そして、蛍光ペンでなぞっている箇所がいくつもあった。「インタビューのスタート時間が延長された理由はこれか」おそらくは、職員が大臣室とコピー機を何度も往復していた理由は、資料を整え、万全な答えをするための入念な準備だったのだろう。

その予測が正しかったことは、インタビューがスタートしてすぐに分かった。

こちらがどんなに手を変え品を変えて質問をしても、大臣の口から出てきた答えは、事前にしっかりと決められたものだったからだ。質問されても、資料に軽く目を通しながら慎重に答える。異なる方向から質問しても、判で押したような答え。

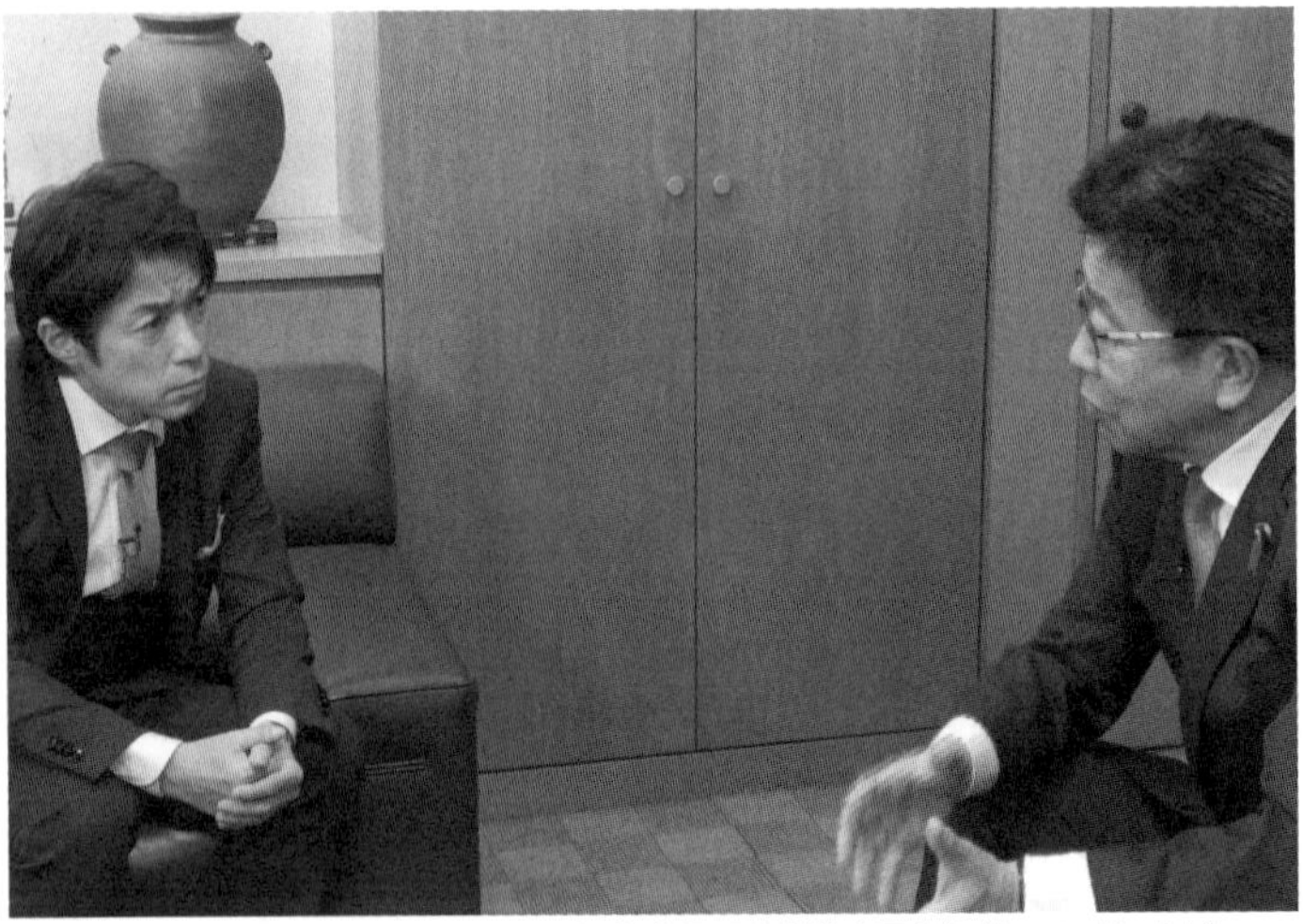
加藤勝信厚生労働大臣（当時）へのインタビュー。

「やはり肩書きと地位は……」しかし、単なる表面的な官僚答弁とも違い、大臣はこの問題を自分なりに理解して答えているようにも見えた。もちろん、慎重に万全を期して。

その大臣の姿勢からは、「余計なことを話してしまうことの影響の大きさを考慮している」ようにも、私には感じられた。

わずか15分間のインタビューで私が聞こうとしていたのは、主に次の2つの点だ。

①救済認定が遅れている点について、どう思うか？

「厚労省としても予防接種による健康被害を受けた人を迅速に救済していく必要がある。これまでの副反応事例の経験も積んで参りましたので、詳細な審査を簡略化するなど必要な措置を講じることにしている」さらに、「迅速に幅広い救済は行っていかなければいけない」と約束したうえで、大臣自らもその方向性で指示していると語ってくれた。

②接種後の副反応についての見解は？

「実態の把握や治療法の研究も立ち上げようとしている」とまで明言した。どんな治療法がいいのか？　研究機関を立ち上げて調査することも約束してくれた。大臣の言葉は重い。それは官僚のそれとは違い、政治には大きな責任を伴うからだ。

インタビューの模様は、翌日、すぐに東海エリアで放送。You Tubeでも報道、Twitter（現エックス）で一気に全国へ拡散したが、その日は、「加藤厚労大臣」というワードがトレンド入りするほどの注目度の高さだった。

この頃から、私はTwitter（現エックス）を活用するようになっていた。私のラジオ番組『大石邦彦のNOW ON SHARE!』のものだ。

ここで、加藤厚労大臣にインタビューする直前に呟いてみた。

「今から厚労大臣にインタビューします」すると、即座にリアクションがきた。

「苦しんでいる人や泣き寝入りしている人もたくさんいます。どうか、その声を届けてください」「全力で応援しています」「頑張って切り込んでください」「ぜひとも国民の疑問をぶち込んでください」などのメッセージが届いた。

これで、改めて私は多くの人の代表としてこの場にいるのだと自覚した。

事あるごとに「マスゴミ」と揶揄《やゆ》される昨今だが、マスコミとしての使命と役割を改めて教わった気がした。

「声なき声にも耳を傾け、それを世に届けたい」やるべきことはひとつだ。帰りの新幹線の中で、缶ビールを飲みながら、そう実感した。

インタビュー時の大臣による約束をファクトチェックしてみた

政治家の言葉は重い、と先ほど書いたが、最近は軽いとも批判される。それは、例えば選挙の時だけは聞こえのいい公約を言い、その後は反故《ほご》にする政治家が実に多いからだ。

ここでは、加藤前厚労大臣は、本当に約束を守っているのか検証してみよう。

まずは、①「迅速な救済認定」についてのファクトチェックからだ。

私が取材したのは2022年の年末だったが、2023年になると厚労省は予防接種救済認定に関わる人員を増やして、審議を加速させている。救済申請の受理件数と審議件数の推移を見てみると、2022年は受理した件数は多いが、それに審議が追いついておらず、審議を行っていない未着手が増加している。

しかし、2023年に入るとその差が縮まってきている。さらに、春頃からは、受理件数を審議件数が上回る逆転現象も起きていた。この結果を見ると、審議は明らかに加速していると言える。

私が取材した人からも「救済認定」の通知が来たとの話をいくつか聞くようになった。まだ迅速とこそ言えないが、スピードアップしていることは間違いなさそうだ。

次に、②「副反応の実態把握と治療法の研究」はどうだろうか？

副反応の実態調査に関しては、厚労省が主導する形でスタートした。それは、2023年4月に公表された「新型コロナワクチン接種後の遷延《せんえん》する症状に関する実態調査について」という報告書という形でまとめられた。「遷延する」とは、出現した症状が長期化しているという意味で、いわゆる「ワクチン後遺症」のことを指している。

調査の背景にあるのは、世間で散見しているワクチンの副反応の実態が不明だからだという、平たく言えば、「ワクチン後遺症の患者がいる、という噂はあるけど本当なの？」その疑問を払拭したいということだ。

調査は、かかりつけ医や行政の相談窓口などから紹介された全国の193の専門的な医療機関からの報告を元に行われた。報告書によると、副反応と見られる報告例は全部で127件あった。

「発症日からワクチン接種後の症状について、医療機関を訪れるまでの日数」を調査したもので、これを見ると、接種から1週間以内（0〜7日）は69人で全体の54％、8日〜30日以内は38人、31日〜60日以内は12人となっていて、時が経てば経つほど数は少なくなっていく結果を示している。

この中で、私が注目したのは接種当日の人数で47人と圧倒的に多く、全体の37％を示していた点だ。出現した症状がワクチン接種と関係ないのであれば、ここまで突出した数字にはならないと思われる。

実態調査の報告書にはこうした調査結果が記載されていた。そのまとめでは、男性より女性が多く、年代は40代が最多となっていて、症状は多岐にわたっていた。

示されたデータを見て、私が感じたこと。それは、私の取材の実感に近い結果であったことだ。特に、副反応の症状が長引いているのは40代女性が最も多く、一人が抱えている症状の多さが際立っていた。

ただ、「このデータを鵜呑《うの》みにしてはいけない」と警鐘を鳴らすワクチン後遺症の患者もいる。

そもそも、報告書を提出している大学病院などの専門的な医療機関自体が、ワクチン後遺症の患者が診察に訪れても「ワクチン後遺症なんて存在しない」と最初から否定して、診療自体を拒否しているケースもあり、前提からして信用ならないというのだ。

国を信頼してワクチンを接種したのに、国を信頼できなくなるような対応しかしてこなかった医療機関による報告では、データの信頼性に疑問が残るという見解だ。

そのデータに、ワクチン後遺症の実態は反映されていないとまで断じる患者もいるほどだ。調査はしているが、それは単なるポーズなのか。ここまでの調査報告回数はわずか2回（2023年12月末現在）と少なく、残念ながら本気度はまるで伝わってこない。

ワクチン後遺症を心底解明したい、しなくてはならないと考えているなら、もっと国を挙げて調査をしているはずだ。我々との約束を果たしたかのように見える案件もあれば、そのように見せているだけの案件もある。もう少し経過を見てみたい気もするが、そんな時間はない。今もワクチン接種が続いているし、日々の後遺症に苦しみ、孤独感に苛まれている人が現実に多数いるからだ。

厚労省は、これが待ったなしの問題で、スピード感こそが最も必要であることを厳に自覚してほしい。

武見厚労大臣の「副反応の認識」は正しいのか？

私が取材した人の中には、いわゆる「反ワクチン」は誰もいなかった。

いや、正しく言えば「最初から反ワクチンの人はいなかった」ということだ。

その証拠に、皆ワクチンを一回は接種している。ワクチンの有効性を信じ、先が全く見えなかったコロナ禍を生き抜きたいとの思いで接種したのだ。

しかし、国を信頼して、任意とはいえ国の勧めに従ってワクチンを接種した結果、人生が狂ってしまった人たちがいる。極度の倦怠感で寝たきりになり、働けなくなってしまった人、断続的に押し寄せる胸の痛みで自宅療養が続いている人、寛解《かんかい》していたはずの特発性血小板減少性紫斑病という病が再燃した人、ギランバレー症候群が発症し、日常生活も困難になった人、急性散在性脳脊髄炎で下半身不随になり、車いす生活を余儀なくされた人、そして、大切な命を落とした人……。

私が取材の最後に必ず聞くのは、「今、あなたが国に言いたいことはありますか?」という質問だ。皆さん、表現こそ異なるが、言いたいことは一つだ。

「国の言うとおりにワクチンを接種し、望まずしてこうなったのだから、せめて救済くらいはきちんとしてほしい」

ワクチンに関連した件で、私がこれまで直接会ったり、電話で話したり、メールでやりとりした人は100人近いが、皆さん異口同音に言うことは、「国に手を差し伸べてほしい」ということだ。では、その現状はどうなっているのだろう。

これまで、日本国民全体でワクチンを接種した回数は4億回を超えている。

1回目、2回目までの接種率は8割を超え、3回打ったという人の割合も約7割と高かった。重症化が心配された高齢者の中には、最多で7回接種した人も多数いる(2024年3月末)。

2021年の春から2023年秋までの僅か2年半の間で7回。つまり、ほぼ4カ月に1回接種するという異常に速いペースだったわけだ。世界で最もたくさんの国民が頻回接種をした国が、この日本ということになる。断っておくが、過去に人類がこれほどのペースでワクチン接種を行ったことは一度たりともない。

なぜ、ここまでのスピードで接種が進んだのか?　それは国策として進められたワクチン接種で、それが未知の病に見えた新型コロナウイルス感染症に対する唯一の盾だと思われていたからだ。そう思わせてしまった我々報道機関の責任も、もちろんある。

過去45年の「全ワクチン」接種後死亡者数を、わずか2年半で超えた異常

繰り返すが、日本でこれだけの短期間に、これだけの接種が実施された経験はない。だからなのか、接種後の副反応や死亡の事例数も、過去に経験のない数字になっている。まず、死亡事例に注目してみよう。

新型コロナワクチン接種後の死亡事例は2168人にも上る。（2024年1月26日時点）このうち、国が副反応疑い報告制度で「因果関係が否定できない」としたものは2件。

一方で、国が新型コロナワクチン接種後の健康被害救済制度において「救済認定」したものは523件超となっている（2024年3月28日発表時点）。

この二つの制度、つまり「副反応疑い報告制度」と「健康被害救済制度」での評価が異なる理由は何か？

「因果関係が認められた」のはわずか2件だが、「救済認定」は520件以上になされている。いったい、どこが違うというのか。

厚労省によれば、副反応疑い報告制度は、厳密に医学的な因果関係を求めるが、救済制

度はそれよりも迅速に救済することを求める制度であり、目的が違うということらしい。また、管轄する部署も異なる。

ただ遺族からすれば、ここに何の違いがあるかは、実に理解しづらい。

「救済する」ということは、接種後に健康被害が出たことを国が認めたということ。つまり、健康被害の原因はワクチンであったと認めているようなものだ。

それは、ワクチンと死亡の因果関係を認めたことと、どう違うというのか？　遺族が困惑する国の制度の壁だ。

この二つの制度の中で、救済制度の死亡認定数が過去に類を見ない異常な数字になっていることを、皆さんはご存じだろうか？

前述した救済制度というのは、正式名称が「予防接種健康被害救済制度」。

これは１９７７（昭和52年）の2月にスタートした制度で、これまで痘瘡《とうそう》、ポリオ、インフルエンザ、麻疹、風疹、ＢＣＧ、日本脳炎など20種類以上のワクチンによって、健康被害が出たとされた人に対して医療費などが支払われるものだ。

死亡が認定されたケースには、死亡一時金や葬祭料が支給される。その制度で、これまで死亡の救済認定を受けた人は、約45年間の延べで１５１人。

一方、新型コロナワクチンの死亡認定者数は５２３人。これまで約45年間の合計数を、

新型コロナワクチン

総接種回数（首相官邸 2024年4月1日時点）
4億3619万3341回

接種後の副反応疑い報告	**3万6926件**
接種後の死亡疑い報告	**2168件**

厚労省 2024年1月26日 ワクチン副反応分科会資料

予防接種健康被害救済制度認定者数
従来型全ワクチン（45年分） VS 新型コロナワクチン（3年分）

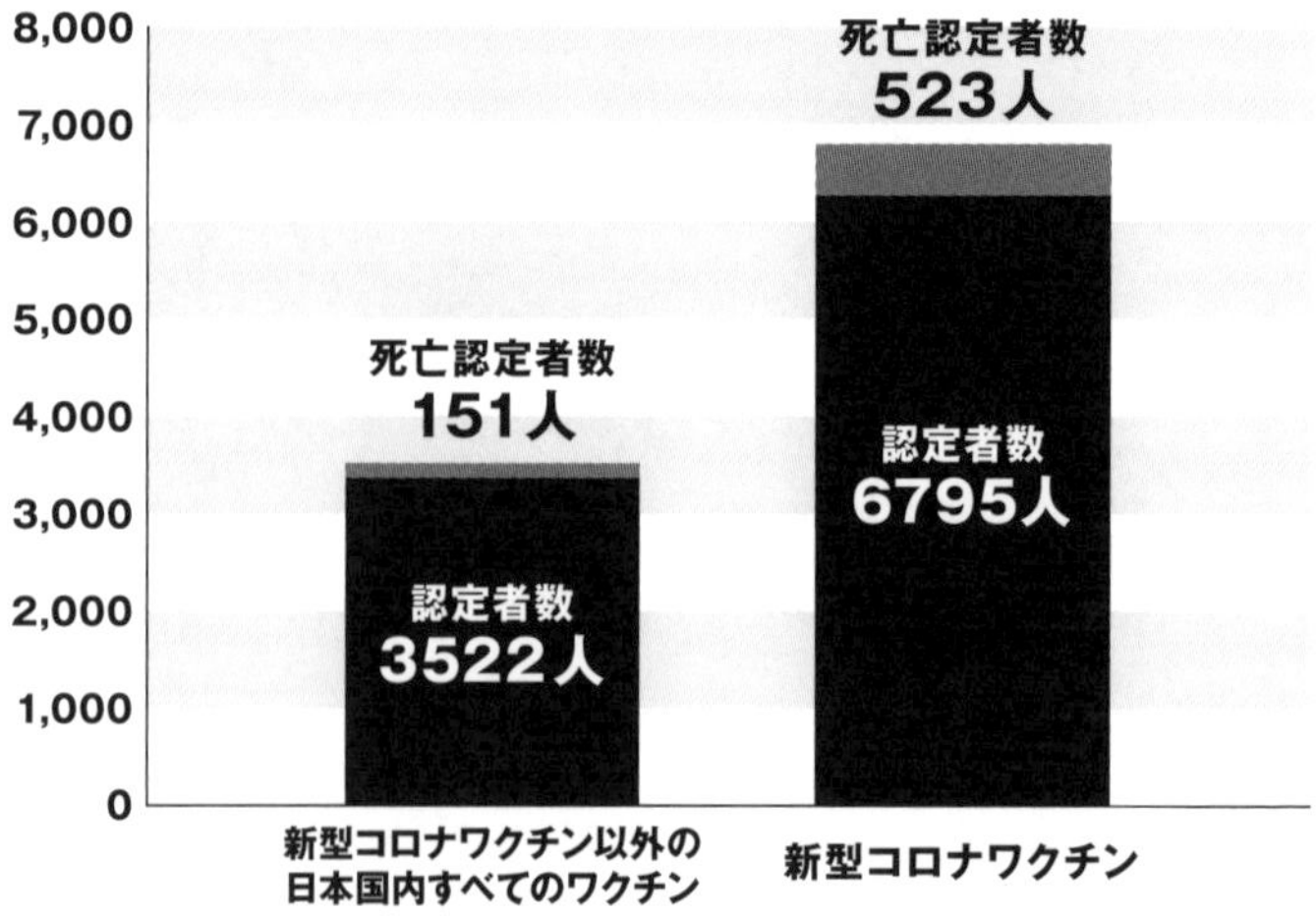

新型コロナの一種類のワクチンだけで、しかも僅か2年半で超えてしまったというわけだ。

最大の問題は、「事実が報道されていない」ということだ

この事実を認識している人は、日本中でどのくらいいるだろう？

「これは、ワクチン接種における最大級の緊急事態ではないのか」と思うのだが、国は一切動かない。過去の事例から考えても、まずはワクチン接種をストップすべきではないかと思うが、政府は全く方針を変えない。

また、こうした重大情報が国民の多くに届いていないと思う。

なぜか？　答えは簡単。ほとんどの報道機関が、このことを報道していないからだ。

我々は、これまで地上波でも、YouTubeでも、ラジオでも、インターネット記事でも、この問題についてきちんとお伝えしてきた。しかし残念なことだが、我々だけではどう頑張っても届かないのだ。

ワクチン接種による健康被害者はなぜ増えたのか。人類史上初めてのmRNAというワクチンなのだから、予測は難しかった。目の前に迫る危機に対処するためには、ワクチンを特例承認するという緊急措置を受容せざるを得なかった。そこまでは分かる。

世界各国の中で、限られた生産数のワクチンを確保するために、メーカー側が要求する

免責等の条件を受け入れ、ワクチン接種を半ば強引に進めざるを得なかったという国の姿勢を全て否定しようというわけではない。

なぜなら、あの緊急事態で先が完全に読める人などいなかっただろうからだ。後出しじゃんけんで、その全てを批判するつもりはない。

私が言いたいのは、いなかる理由があるにせよ、接種した人の副反応・健康被害は実在しているのだから、それが見過ごされていいはずがないということだ。

〝緊急事態だったから仕方ない〟などということは許されない。人の命と健康を守るためにという公衆衛生上の理由で、さまざまな制限を伴いつつ進めたはずだったのに、現実に人の命が失われたり、重い後遺症で苦しむ人がいたりするのだ。

もちろん、副反応治療に必要となる医療費や、不幸にして亡くなった人の遺族への見舞金などの補償や救済について迅速に対応すべきであることは言うまでもない。

繰り返すが、大切なのは、国がワクチン接種を進めるのなら、接種して健康被害が出た場合、迅速に救済すべきだという点だ。そして、国を挙げて全力で副反応の原因を解明し、治療法を開発すべきだということだ。

厚労省は国民の健康を無視し、「見て見ぬ振り」をしている？

２０２２年12月、東京霞ヶ関の大臣室で我々と「実態調査と治療法の究明」を約束した加藤勝信厚労大臣（当時）。岸田政権では、２０２３年９月の第２次内閣改造により、厚生労働大臣は加藤勝信氏から武見《たけみ》敬三《けいぞう》氏に変わった。

その武見大臣を２０２３年12月５日、閣議後の会見において我々は直撃した‼

Q：ワクチン接種後の遷延する症状に関する実態把握や治療法の研究、現在までの進展はいかがでしょうか？

A：副反応等の個別事例について副反応疑い報告制度や健康状況調査などにより把握を行っています。それから、ワクチン接種後の遷延する症状については厚労省の研究班において、今年（２０２３年）２月から調査を行っています。それによりますと、**現時点で懸念を要するような特定の症状や報告の集中は見られなかった。それから多くの事例で軽快または回復が確認されたという報告があったと承知している。**こうした調査、研究を通じて症状や治療の実態を含めた科学的な治験の収集に努めるとともに、専門家に評価をしていただいて、ワクチンの安全性の評価を適切に行っていきたいと考えています。

我々が先のような質問をしたのは、「加藤前厚労大臣との約束は守られているのか」を確認するためだったわけだが、武見大臣の回答はお読みいただいた通りだ。

あえて、質疑応答を全て書き記してみた。

我々との約束（加藤前国労大臣との約束）を守る形で行われているという実態調査では、現時点で心配されるような症状は見られていないし、多くの人は症状が緩和したり、回復したりしているということだった。現段階では何ら問題ないという認識が、我々に対する正式な回答であった。

この回答を聞いた時に私が感じたことは、「厚労省の本気度は希薄だ」ということだ。国の救済認定数一つを見ても「過去最多」になっているにもかかわらず、その実態に全く重きを置いていない。厚労省自身が救済認定した数が、たった2年半で、過去約45年間の全てのワクチンの救済認定数を超えただけでなく、その後さらに差を広げているにもかかわらず、認識に変化はないというのだ。対応としては異常と言うほかなく、むしろ意図的に重大な事実を無視しようとしているようにさえ思える。

ワクチン接種後の自己免疫疾患の実態を、新型コロナワクチンとインフルフルエンザワクチンとで比較してみた。接種回数をほぼ同数にして、それぞれの疾患の発症数を比べてみたが、ギランバレー症候群で約18倍、急性散在性脳脊髄炎で約8倍、血小板減少性紫斑病は約60倍も、新型コロナワクチンがインフルエンザワクチンを上回っていた。

この3つの疾患に関しては、厚労省の副反応報告においては「注意事項」に記載されていて、副反応疑い報告を積極的に検討するように注意喚起している。つまり、厚労省としても、ワクチン接種後の副反応としてある程度は想定していた疾患だったはずだ。

その副反応発症率においてこれだけ有意な差が出ているにもかかわらず、なお厚労大臣は「症状や報告の集中は見られない」というのだろうか。

事実、私が取材したギランバレー症候群の女性は、まだ以前のようには歩けないし、急性散在性脳脊髄炎になった男性は、下半身不随となって車いすで生活している。血小板減少性紫斑病になった女性も、いまだ体調が芳しくなく、薬を手放せない日々が続いている。我々の限られた取材対象の中だけでも、こうした人が他にも多数いることは確認されている。これでも、厚労大臣は多くの事例で「症状は軽快、または回復している」と言えるのだろうか。

もちろん、大臣が一つ一つの事例に全て目を通すことはできないだろうことは理解しているが、これでは、あまりにも現状認識が甘いのではないかと疑わざるを得ない。

もっと患者の会や、遺族会「繋ぐ会」の声に対して真摯に耳を傾けるべきではないか。厚労省のデータだけでは、現状認識が不十分になってしまうことは、私も取材して実感している。実態調査をしている各都道府県が指定する副反応専門の医療機関ですら、ワクチン後遺症の患者を診察できないと門前払いするケースもあるのだから。

国は２０２３年度まではワクチン接種を公費負担するが、２０２４年度からは原則自己負担に切り替える。ただ、自己負担になったとしても接種を継続したいという人はいることだろう。

だからこそ、国民が安心できるような接種体制を整え、真剣に対応してほしい。

それこそが、国に課せられた最低限の使命だと思っている。

地方議員、目覚める！

これまで政治取材も行ってきた関係で、国会議員、地方議会議員を問わず、代議士の知人は多いほうだと思うが、あくまでも取材対象なので、一線は引いているつもりだ。

ただ、取材も兼ねてたまに食事を一緒にする時もある。お酒が入るせいもあり、お互いのガードも低くなって、建前だけでなく、思わぬ本音が聞けることもある。

たまにご一緒するそのような機会に、ワクチン後遺症についてどう考えているか訊ねてみることもあるが、「ワクチンねぇ……」と言って、表情が曇るのが常だ。

お酒が入っても、本音では話しにくい案件ということなのだろう。

2022年2月、ワクチン後遺症の患者をサポートしている地方議員がいると聞いて、奈良県に向かった。

鹿が放し飼いされている、奈良公園の目の前にある奈良県庁で、初めて対面した。

奈良県の植村佳史《うえむらよしふみ》県議会議員（当事）と名刺を交換したのだが、驚いた。

そこには「自民党」と書いてあったからだ。ワクチン接種は、政府与党自民党などが推進している国策、だから地方議員とはいえ、ワクチンのマイナス面を暴露するような行為は許されないはずだと考えていたからだ。実際に、ワクチンについてのリスクを国会で訴えていた議員としては、野党議員以外には思いつかなかった。自らも薬害エイズの被害者だった川田龍平《かわだりゅうへい》参院議員と新型コロナワクチン接種によって悪性リンパ腫になった原口《はらぐち》一博《かずひろ》衆院議員は、立憲民主党所属だし、YouTubeでもしばしばワクチンリスクを訴えている、やながせ裕文《ひろふみ》参議院議員は、日本維新の会所属。党の方針としてワクチン接種に反対している神谷宗幣《かみやそうへい》参院議員は参政党党首と、いずれも野党議員ばかりだ。

政党からの締め付けもあると思われる自民党の議員が、地方とはいえワクチンリスクを訴える姿に、私は目を見張った。

植村氏は、地元の「患者の会」の要望を奈良県のワクチン接種推進室に届ける橋渡し役を買って出ていた。自民党は接種を推進するからこそ、接種後の体調不良の問題とは誰より積極的に向き合うべきではないかと考えていたのだ。

「国民に接種の協力をお願いした結果、一定数副反応で長く苦しんでいる人もいるのであれば、接種を推進する我々の責任として救済の手立てをしていかなければいけない」、と力説する彼に、私は、「ワクチン後遺症について理解している議員は少ないのか？」と尋ねた。彼は「少ない」と即答した。その理由を聞くと、今度は即答できず、しばらく言葉を選びながら、彼は慎重にこう答えた。

「ワクチンの副反応、後遺症があると言ったら、それだけで『反ワク』というレッテルを貼られてしまう。それが、それぞれの政治活動においてマイナス点になると感じる議員もいるのだと思う」

なるほど、これが政治家の本音なのか……。

折しも統一地方選挙も近づいていた。「反ワク」のレッテルは、政治活動をするうえでは票にならない、プラスではないと受け取る議員もいるのだろう。その後、2023年4月に迎えた統一地方選挙の結果、植村議員は落選し、議員バッジを外すこととなった。

彼に「反ワク」のレッテルが貼られたからなのかどうかは分からないが、「自分の行動に後悔はない」と、一般人となった今も、植村氏は辻立ちを繰り返しているという。

もちろん、ワクチン後遺症のことも、包み隠さず話している。

ワクチン後遺症に関する理解は議員の中でなぜ進まないのだろう？　その理由を解明するため、2023年7月に、大阪府泉大津市《いずみおおつ》で行われたシンポジウムを取材した。

泉大津市といえば、トップの南出賢一《みなみでけんいち》市長自ら「ワクチンリスク」を動画で配信し、特に子どものワクチン接種には慎重であるべきと訴えていた。

また、ワクチン接種後の長期体調不良が多い点に着目し、早い段階から「ワクチン後遺症」に関する改善プログラムを実施している稀有な自治体だ。

市を挙げて、様々な分野の医師らを招き、患者らの体調を改善すべく尽力していた。

全国ほぼ全ての自治体が「ワクチン接種を推進する」という立場の中、「積極的には推進しない」というスタンスを貫き、「ワクチン後遺症の患者が出ている以上、接種は一度立ち止まって考えるべきではないか」と、今の接種体制に疑問を呈していた。

その泉大津市が主催するシンポジウムとあってか、全国から視察に来る地方議員が相次いでいた。大阪府内や関西地方に限らず、東海地方から駆けつけた議員もいた。

このシンポジウムは「ウィズコロナからアフターコロナの健康づくり」というタイトルではあるが、実際はワクチンリスクのデータを見せつつ、本当は何が起きているのか？に関する事実を伝えるという趣旨の内容だった。

サブタイトルは「新型コロナウイルス感染症からわかってきた最新の真実」ではあったが、そこは小さく書かれていた。シンポジウムの核心はこれなのに、市の主催ゆえ、表立って「ワクチンリスク」を看板に大きく掲げることは避けたのだと理解した。

そのあたりにも、ワクチンの「影の部分」を伝えることの難しさを感じた。

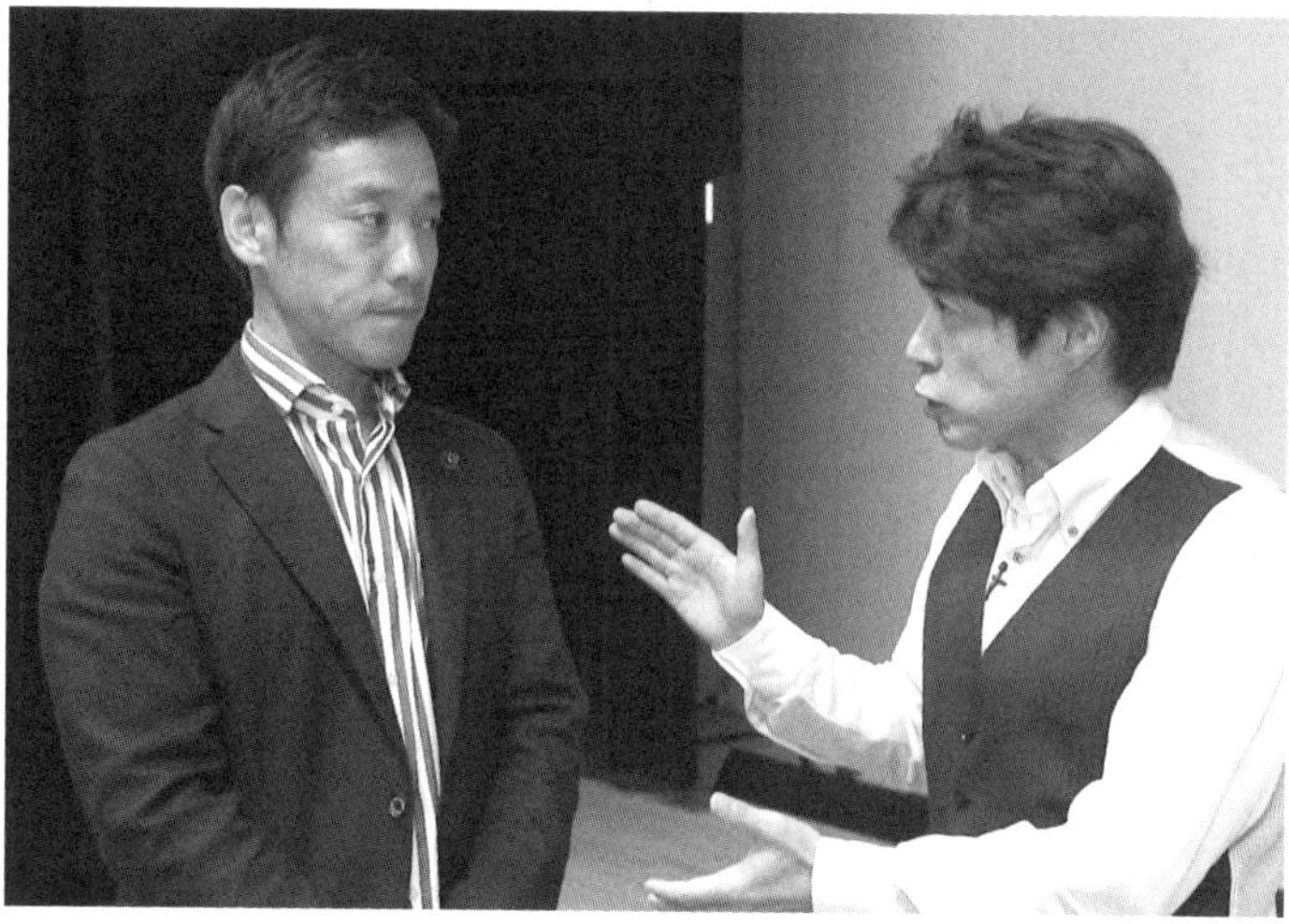
南大津氏の南出賢一市長と。

　このシンポジウムには南出市長自身も登壇し、ワクチンリスクのデータを紹介していたが、会場には泉大津市議会の堀口《ほりぐち》陽一《よういち》議長も顔を見せていた。

　泉大津市のワクチンリスクに関するシンポジウムは、市長単独の判断による開催ではなく、議会も一定の理解を示したうえで実施されているという点が珍しかった。堀口議長は、ワクチン接種に関する勉強会を開いた時に来ていた講師の話を聞いたことが発端になり、その輪が議会にも広がっていったのだと教えてくれた。

　議員にワクチン後遺症の理解が進まない理由は、「その事実を知らないからではないか？」と堀口議長は推測する。

　たまたま招かれた勉強会のおかげで、ワ

クチンリスクを「初めて知った」議員と「知らなかった」議員に別れるのだとしたら、改めて「知る機会」を拡げる大切さを痛感する。

大阪府和泉市の谷上昇《たにがみのぼる》議員は、「泉大津市は、ワクチンの勉強会を開いたことで、自治体自体が活性化して動いているようなので、我が市も早くそういう状態にしたい」と答えてくれた。

一方で、大阪府富田林《とんだばやし》市の南方泉《みなかたいずみ》市議会議員は、「ワクチンのベネフィットとリスクに関する情報は、市民に対して平等に伝えるべきであると議会で訴えてきた」と語っていたが、自治体の態度は全く変わらなかったそうだ。なぜなのか？

職員からは、「国から言われているので、我々は接種を推進するしかありません」という答えが返ってきたという。

地方自治体は、国の方針には永久に逆らえないということか。地方交付税交付金というお金によって縛られている構造の問題なのか？

そもそも、今回のワクチン接種は、国から「新型コロナウイルスワクチン接種体制確保事業費」という予算のもと推進されている事業で、ワクチンの接種の回数に応じて、国から自治体に莫大な国庫補助が交付される仕組みであり、だからこそ自治体は住民に対してワクチン接種を熱心に推進してきた側面もあるだろう。

だから、泉大津市のようなケースは極めて珍しいのだ。

ワクチン後遺症に関して言うと、地方自治体こそが後遺症に苦しむ住民の直接の窓口になるわけだが、国が変わらない限り、地方自治体は永久に変われないのだとすれば、そこに変化を求めるのは難しいということにもなる。

ワクチン接種の旗振り役である国、そしてそれを進める実行部隊としての地方自治体。その地方議会の議員らが、どこまでワクチンについて理解しているのか？

どうやら、人によってかなり濃淡があることは間違いなさそうだ。

無知ゆえの無理解、党のポリシーゆえに「最初からシャッターを閉じてしまって」の無理解、選挙で勝つための政治活動にメリットをもたらさないと考えての無理解。

しかし、根底にあるのは、先の武見厚労大臣の見解を見れば分かるとおり、国が前提としてワクチン後遺症を認めていないことなのではないだろうか？　しかも、その見解の根拠となっているのが「専門家」の判断だというのだ。

国がワクチン後遺症の存在を公式に認めないからこそ、報道機関も積極的に報じない。そのために周知が進まず、理解者は増えない。そう考えるのは当然だ。

最近、厚労省の公式文書などでも「ワクチン後遺症」という名称が、ごく稀にではあるが使われるようになってきた。これまでは「新型コロナワクチン接種後に遷延する症状」

というわかりにくい用語が使われていたが、ここに、やや変化の兆しがある。

ＣＢＣテレビでは、２０２３年夏に岸田総理に対して「副反応の対応について」という質問書を送ったが、ここでも新型コロナワクチン接種後に遷延する症状（いわゆる「コロナワクチン後遺症」）と括弧付きではあるが、「ワクチン後遺症」という名称を使った。

そうした働きかけがあって、国にも少しずつ理解が広がってきたのか？　それとも、「ワクチン後遺症」という名称だけは使い、一見理解を示しているように見えるが、内容には理解が及んでいない、単なるガス抜きなのか？　本心は見えない。


冒頭でご紹介した奈良県の前県会議員の植村氏はこう語っていた。

「かつての自民党は、ウイングの広い政党だった。だからこそ、この問題から逃げずに取り上げてほしい」

ワクチン後遺症に真摯に向き合い、全力で救済対応を行うことが選挙での票に結びつくのであれば、政治家は態度を変えるのか？　もしそうなら、一日も早く、国民自身が声を上げ、政治家がその声を無視できない状況にもっていくしかないのかもしれない。

それこそが本来の民主主義の仕組みであるはずだが、〝国民が正しい判断をする根拠としての情報〟が歪められたままであるなら、どうすればいいというのだろう？

後遺症患者の救済を、行政はどうサポートすべきか？

ワクチン接種を推進してきたのは、紛れもなく国だ。主体となってきたのは、もちろん厚生労働省。

しかし、ワクチン接種率8割超えの、過去に類を見ない国民総接種態勢を取ることができたのは、総務省が協力体制を整えたからだ。

２０２１年当時、「１日１００万回のワクチン接種」を呼びかけた菅《すが》義偉《よしひで》元総理は、総務大臣の経験もあり、大号令をかけやすい立場だった。

ある国会議員が教えてくれた。「あんな荒技と寝技、総務省とパイプが太い菅さんしかできなかったはずだよ」なぜ、総務省なのか？

それは、ワクチン接種を実施する実働部隊の管轄は中央省庁ではなく、地方自治体だからだ。ワクチン接種態勢は、国の設計図を元にして忠実に構築されていった。

国↓各都道府県↓各市町村という流れで、何度も何度も説明会が開かれた。いくつかの市や町の担当者を取材したが、「想像を超える難しさがあった」と胸の内を吐露してくれた。

史上最大規模のワクチン接種のために、どのような作業が必要だったのか?

①会場をおさえる
②医師や看護師をおさえる
③移動手段をおさえる

東京、大阪、名古屋のような大都市では大規模接種会場がいくつも設けられ、その他の自治体にも集団接種会場が設置された。選ばれた場所は、地元の役所、公民館、体育館など多岐にわたっていた。体育館であれば、広い空間を仕切って接種ルートを作り、速やかな接種が可能な態勢を目指していた。私もいくつかの大規模接種会場を取材したが、住民たちが安全かつスムーズに接種できるように、各々が競うように知恵を絞り、工夫していることが伝わってきた。自治体によって多少名称は異なるが、こうした態勢を整えていたのは「ワクチン接種推進室」の行政スタッフらだ。

もちろん、コロナ禍以前には、そうした担当課や担当室などは存在していない。

国民総接種態勢を構築するため、それぞれの市町村内に急ごしらえで作られたのだ。基本的には、それぞれ畑違いの行政経験を持つスタッフによってプロジェクトチームが形成された。もちろん、住民の医療に携わる福祉課を中心に構成されたチームもあったようだが、私が取材したいくつかの自治体では、まさに寄せ集めの「奇兵隊」だった。それでも、住民を第一に考えたシステムを作り、足りない人員は人材派遣会社から集めるなどして対応した。こうして、日本史上最大規模のワクチン接種が実現したのだ。

この接種態勢作りの一連の流れを見て、改めて感じたことがある。地方自治体は、やはり国の通達通りにコトを進めないといけないということだ。

トップダウンの効果と弊害

過去に何らかの経験を積んでいて、問題や課題が浮き彫りになっていることであれば、各自治体が独自の裁量で判断できる。国の基本方針に異を唱え、自治体ごとに調整したり、仕組みを新たに進化させることも可能だろう。

しかし、今回のようなワクチン接種は、初めての「未知の領域」だった。だから、まずはトップダウンを受け入れ、国の言うことに従うしかなかった。国に逆らって地方自治体が接種体制に異を唱えるなど、構造上あり得ないことだったのだ。

そして今考えれば、この構造こそが、ワクチンの被害実態を見えづらいものにしていったのではないだろうか。

大規模接種に関する過去の前例やエビデンスはない。ならば国の言う通りにしておこう。国の言うことがすべてであり、絶対なのだという妄想だ。

国に盾をつけば睨まれるし、国と異なるスタンスを取って、もし何かあった場合には各都道府県や市町村の責任ということになる。そう考えれば安全策をとるのが普通なのだろう。

コロナ禍の間、各自治体を取材していて、最もよく耳にした言葉は、「国の方針ですから」というものだった。

こう言っておけば、それ以上細かな理由を説明する必要がなくなる。前例のない行政行為を自治体が進めるうえで、「国が決めたことだから」という言い分がいかに便利に働いただろう。格好の防波堤になっていたはずだ。

ワクチン後遺症患者の前に立ちはだかる医療と行政の壁

ワクチン接種後に体調不良に陥った患者は、まず医療機関へ駆け込む。しかし、数値や画像からは異常が認められず、終いには心因性のもの、心の病気と言われ、精神科や心療内科の受診を勧められる。医師や医療機関の理解が全くない。

　これがワクチン後遺症患者を絶望させる第一の壁だ。

　そして、次に待ち受けているのは、行政の壁。煩雑すぎる手続きの壁と言ってもいい。医療費用などの補助金が出る「ワクチン健康被害救済制度」を国に申請する時に生じる高い壁があるだ。国に申請する制度だが、申請の窓口は地方自治体になる。

　現実問題として、ワクチンの救済制度の構造や詳細な手続きについて理解している行政スタッフがあまりにも少ないと、多くのワクチン後遺症患者たちは嘆く。

　酷い場合は、救済制度の存在すら知らず、申請しようとする患者本人が、逆に行政の担当者に対してその制度について説明し、内容を教えざるを得ない始末だったというから言葉を失う。この段階で、大抵の人は心が折れてしまうという。確かにそうだろう。

　それだけではない。この時に「申請しても難しい。時間もかかるし金もかかるから、申請はやらないほうがいいですよ」と救済申請を勧めない自治体さえあったというから驚きだ。これは、もう職場放棄というか、住民の権利を無視した行政の怠慢行為そのものだ。

　こんな不親切な窓口に遭遇したら、申請する意欲は完全に削がれ、行政に失望し、自分の未来にも絶望してしまうことだろう。

　一方で、申請者に寄り添い、親身になってサポートしてくれた行政機関もあったと聞いた。この行政サービスの圧倒的な質の違いは、何に由来するものなのか？　たまたま窓口にいた行政スタッフ個人の資質の問題なのか？　それとも組織の問題なのか？

もし後者だったとしたら、ワクチン救済制度の窓口から、その自治体が抱える根本的な問題点が浮き彫りになっているのかもしれない。早急な総点検が必要だろう。

ワクチン接種の態勢作りに関しては完璧に近い形で構築していった自治体だったが、その後のケアやサポートまではあまり想定できていないケースも少なくなかったようだ。

今からでも遅くない。各自治体には、救済の手続きの簡潔化を考えてほしい。

必要な書類は山のようにあり、煩雑な手続きが待っている。しかし、それだけで音を上げたりするのはやめてほしい。申請する側は、それを体調の優れない中でやっている。ギリギリの状態で必死になって救いを求めているのだから。

患者側の気持ちに立ってしっかり支えることこそ、行政パーソンとしての責務であり、喜びとすべきことなのではないだろうか。

7章

新型コロナの3年は、日本をどう変えたか？

「2類相当」→「5類」に伴う変化と課題

2023年5月8日。この日が何の日か、ご記憶だろうか？

日本国民全員にとって大きな影響を持つ日だった。

どんな意味合いをもった日だったか？　結論から言えば、この日がコロナ禍の終わりを告げるターニングポイント、分岐点になった日と言える。コロナウイルス感染症の感染症法上の分類が、2類相当から5類へと変わった日だ。

重症化リスクが減ってきたオミクロン株が主流となった第7波、第8波の頃は、「5類にすれば医療機関のひっ迫も防げる」と主張する5類移行派と「5類にしたら、医療機関はより混乱し、ひっ迫する」と訴える2類継続派に分かれ、各々の主張が真っ向から対立していた。そして1年以上の論争を経て、5月8日をもって5類に移行したのだった。

5類に移行したことで、何がどう変わったのか？　コロナ禍の生活の記憶が薄らいでいく中、5月8日以前と以後の日常を比較してみよう。

①陽性者の全数把握をやめて定点把握にする

テレビなどのメディアで連日報道されてきた「新規陽性者数」。

これは全国だけではなく、各都道府県別でも公表され、自分の住んでいる地域のコロナ流行の実情を把握するのに役立っていた。一方で、この公表こそが、コロナへの恐怖心を必要以上に煽ることに繋がっているのではないか？　そんな批判も存在していた。

5類への移行にともなって、厚労省はこの全数把握による公表を止めることになった。インフルエンザなどと同じように、一つの医療機関あたりで患者が何人いるか、という定点観測になったのだ。しかも、自治体の公表が1週間に1度になったこともあり、コロナ流行の実態は、一気に見えづらくなったと言える。これによって、コロナ報道は極端に減り、コロナへの恐怖心は少し和らいだと思われる。その効果があった一方で、国民の危機感が低下し、感染対策に緩みが生まれたと指摘する専門家もいた。

流行の実態を把握し続けようとの意図で、名古屋市立大学データサイエンス学部の間辺《まなべ》利江《としえ》准教授らは、その時点での定点観測の結果を過去の流行期のデータに照らし合わせることで陽性者数の推測を割り出す新しいシステムを開発した。

各都道府県のこれまでの流行データを基に、コロナ禍の3年間の傾向分析を反映させることで、5類になって把握できなくなった陽性者の全数（推計値）を算出できると開発者は胸を張った。間辺准教授によれば、コロナ禍では、流行は1年間に3回ある。春休みからゴールデンウィーク、お盆休みを含む夏休みの季節、そして帰省ラッシュが増える年末年始の3回だという。

私が取材したのは2023年の7月だったが、過去の傾向からも「現在は流行がピークに向かっている」と自信をのぞかせながら、データを見せてくれた。この実数は、確かに過去の流行を人数で把握できる点でわかりやすく、何より人に注意喚起するには有効と言えるのかもしれない。ちなみに、予測データの通り、その後、感染者数はピークを迎えることになった。過去の傾向を把握したデータ分析の賜物とも言える。

②死者数の公表にも変化

番組では、新型コロナをどのように報じていたか？

まずは、我々のエリアでもある愛知、岐阜、三重県の新規陽性者数を伝え、同時にそれぞれの県の死者数も表示するのが一般的なスタイルだった。

そこには、感染の広がりに関しては新規陽性者数で、感染に伴う重症化の現状を死者数で理解してもらうという意図があったのだが、死者数の伝え方も、5類への移行に伴って大きく変わった。

各都道府県が、それまで毎日公表していた死者数を公表しなくなり、公表頻度は2カ月に1度と極端に少なくなった。これは「人口動態統計」の公表に合わせたものだが、新型コロナが感染症としてどこまで重症化するのか、平たくいえば「どれだけ怖い病気なのか」という実態が見えづらくなった。

一方で、医師の中には「インフルエンザのほうがよっぽど怖い」、「コロナはこれまで日本人が罹《かか》ってきた風邪と一緒」と、死者数を連日伝えることに対して早くから違和感を訴えてきた人たちもいる。

しかしこの死者数に関しては、コロナを直接の死因として亡くなった人だけでなく、持病のある人がコロナ感染によって体力を奪われて死亡したケースが含まれていたり、別の死因で死亡しても、死後にＰＣＲ検査をしたら陽性だったからと「コロナ死」にカウントされたりして、死者数がコロナという病の実態を表していないという指摘もあった。

だから、こんな現象が起きていた。第8波の際、愛知県での死者数が1日で40人を超える日もあったのだ。ちなみに強毒性で重症化しやすいと言われたデルタ株が蔓延していた第5波でも死者数は一日で15人が最多だった。

そもそもオミクロン株は重症化しないと伝えてきたのに、重症化の目安とそれまで考えてきた死者数は過去最多になってしまうという矛盾。発表される死者数がコロナの重症化という実態を反映していないのだとしたら、つまり、コロナ死は増えていないのに、どうしてこれほど死者が急増したと考えればいいのだろうか？

③療養期間が短縮

新型コロナに感染した場合、自宅などでの療養期間は原則7日間とされてきた。これは、もともと10日間だったものが少しずつ短くなってきた結果なのだが、今度はそれを5日間に短縮し、さらに、外出の自粛すら求めないことになった。つまり、インフルエンザと同じ扱いで、隔離の必要はなくなったと言うべきだろうか。

第7波や第8波までは、この療養期間の長さや、濃厚接種者になったというだけで会社に出勤できないなどの制限があり、それが社会機能や経済活動の低下にも繋がっていた。ウイルスが弱毒化した今は、こうした社会機能を守ることも必要と考えられるようになったということなのだろう。

④医療費とワクチンは？

2類相当だった時の医療費は、全て公費負担。つまり、自己負担はゼロだった。診察したり、入院したりしても自己負担はなかったわけだが、5類になり、治療費などの一部自己負担が増えた。しかし、薬などに関しては高額だったため、公費負担が継続された。

ワクチンは全て公費負担だったが、国はこれを2023年度まで継続することを決めた。「令和5年秋開始接種」までは公費で負担をするが、それ以降は自己負担になることが決定された。しかし、考えてみれば、「自己負担ゼロ」というのも見かけだけの嘘だった。医療機関の窓口で自分が直接支払う額がゼロというだけで、本当は国民が全て社会保険料として100％負担しているわけなのだから。

社会全体を見渡した時、2類相当から5類になって何が変わったのだろう？

巷では「脱コロナ」などという言葉も聞かれるようになり、人は街に戻ってきた。観光地は久々の観光客で賑わい、入国制限が大幅に緩和されたため、外国人も加わってコロナ禍前の状況に近づいた。コロナ禍前のインバウンド需要で潤っていた企業は、それが失われた場合の厳しい現実をコロナ禍によって目の当たりにした。「インバウンド頼みの経営にはリスクがある。また新たな感染症が襲ってきたら、再び同じ道を歩むことになる……」

だからこそ、「インバウンド一本足打法」からの脱却を誓っていたはずだったが、瀕死の状態で喘ぐ企業にとっては、分かりやすいV字回復は特効薬なので、またインバウンド頼みの近視眼的な経営をせざるを得なくなっているのが実情なようだ。

街からは、マスク族が徐々に少なくなり、人の笑顔が溢れるようになった。口の動きが見えることで、表情が豊かになった。飲食店からは次々とアクリル板が消えた。透明なバリアがなくなるのと同時に、お互いの心に貼られていたバリアも取り去られたようで、コミュニケーションは格段にとりやすくなった。

2類から5類への移行という手順は、コロナ禍前の生活を取り戻すために絶対必要な条件だったと言えるだろう。

コロナ禍当時に国が実践例などを提示した「新しい生活様式」を思い出してみた。日常生活では、「身体的距離を確保すること」が求められた。人との間隔はできるだけ2メートル、最低でも1メートル。そして、会話をする際にも可能な限り真正面を避け、人との間隔が十分とれない場合は、たとえ症状がなくてもマスクをつける。「密集、密接、密閉の三密」は避けるなどを提唱した生活のガイドラインだった。

しかし最近、この「6フィート」というソーシャル・ディスタンスが感染予防にとって有効であるとする科学的根拠などないという情報も入ってきた。

コロナウイルスは、飛沫感染ではなくてエアロゾル感染だったのだから当然だろう。

5類になり、人との距離は格段に縮まった。会話の際に、不自然に真正面にいることを避けることもなくなり、普通に話が弾むようになった。

相変わらず、高齢者のマスク率は高いようだが、街はコロナを少しずつ忘れているようにも見えた。

改めて思うのは、あの極端なコロナ禍は誰が作り出したのか、ということだ。

政府？　地方自治体？　医療界？　マスコミ？　国民？

もちろん、我々マスコミにも責任はある。恐怖を煽っているだけだと批判された報道。コロナウイルスという未知のウイルスを、実像より怖いものに仕立ててしまっていたのではないか、と猛省してもいる。

しかし、根底にあった問題は、新型コロナウイルスやmRNAワクチンなどに対する知識があまりにも乏しかった点にあるのではないだろうか。

新たな感染症は、また必ず襲ってくるだろう。その時に、我々はどう対処すればいいのか？　コロナ禍の経験をきちんと活かせるのか？　それとも、また同じことを繰り返してしまうのか？　その時、報道の意味と力もまた問い直されることだろう。

ノーベル賞とｍＲＮＡワクチンの「光と闇」

我々の報道現場では、毎年10月頃にノーベル賞が発表される1週間を「ノーベル賞ウィーク」と呼んでいる。

この週は、「生理学医学賞」から始まり、日本のお家芸とも言える化学賞、物理学賞など6つの賞が発表される。

日本人が受賞するともなれば、即座にお祭りモードに突入する1週間だ。

これまでに、私はノーベル賞受賞者3人にインタビューしたことがある。

２０１４年に青色発光ダイオードの発明をしたことが高く評価され、物理学賞を受賞した赤崎《あかさき》勇《いさむ》氏（故）と天野《あまの》浩《ひろし》氏。また、リチウムイオン電池の開発に尽力し、２０１９年に化学賞を受賞した吉野《よしの》彰《あきら》氏だ。ノーベル賞を受賞した3人の研究者に接することができた経験は、私にとってノーベル賞を身近に、そして特別なものにした。

だからこそ私にとって、この週の最大関心事は、「ノーベル賞」だった。

2023年10月2日、この日は中国杭州《こうしゅう》で開催されていたアジア大会の生放送の特別編成のため、夕方のニュース番組は短縮され、私は既に帰宅していた。いつもは生放送でスタジオにいるはずの時間帯だったが、私は自宅で妻と夕食を摂っていた。

ノーベル賞ウィークの時間割は私の身体にもう染みついていたので、発表される午後7時前には他局のニュース番組をウォッチしていた。と、そこにノーベル賞の速報が入ってきた。アナウンサーが原稿を読み上げるより早くニュースの内容を伝えるスーパーがふと文字で出た。目を疑った。同時に声を上げてしまった。

そこには「mRNAワクチン」の文字があるではないか。mRNAワクチンといえば、ファイザーやモデルナの新型コロナワクチンで使われている技術だ。

確かに、その前年から「mRNAワクチン」のノーベル賞受賞の可能性は囁《ささや》かれていたため、なくはない話と思っていたが、まさかこのタイミングで受賞するとは……そのタイミングについては、また後ほど語ることにする。

ノーベル生理学医学賞を受賞したのは、アメリカ・ペンシルベニア大学の研究者カタリン・カリコ氏とドリュー・ワイスマン氏の2人で、mRNAワクチンの開発に大きな貢献をした点が高く評価された。

このワクチンは、ウイルスの代わりに、そのウイルスの設計図となる遺伝情報であるmRNAを体内に入れることで抗体を作り出すという仕組みだった。ただ、従来のmRNAでは、体内で異物として認識されてしまい炎症反応が激しく出たため、医薬品として実用化に踏み切ることができなかった。しかし、この2人の研究者はmRNAの一部の物質を別の物質に置き換えることで炎症反応を抑えることに成功し、これが実用化の道を切り開いたのだ。まり、この2人の研究がなければ、このコロナ禍に世界中で延べ130億人が接種した新型コロナワクチンは誕生しなかったことにもなる。

ノーベル賞ウィークの幕開けは、自分が取材している新型コロナワクチン接種後の副反応についても大きな影響を与えることになる。私の取材班「大石が聞く」チームの有本キャップと連絡をとり、早速、翌日ある人物を取材した。

ワクチン問題研究会の代表理事で、新型コロナワクチンには否定的な見解を示している医師でもある、京都大学の福島雅典《ふくしままさのり》名誉教授だった。

翌日、名古屋にあるオフィスを訪れると、彼は冷静に語り始めた。

「ノーベル賞というと、みんな無批判に受け入れて、良いものだ、最高の科学だと思うけれど、そういうものではない」

確かに、ノーベル賞を受賞すると、その全てが正しいと捉えられがちだが、そう考えるべきではないと言うのだ。「ノーベル賞は錦の御旗ではない」と、福島教授は何度も強調する。新型コロナワクチンの有効性についても否定的な見解を示し、「ワクチン問題研究会」を立ち上げた福島名誉教授の口を衝《つ》いて出た言葉は厳しいものばかりだった。

「技術自体はノーベル委員会が評価したのだから、それなりのものはあると思います。だけど、これはワクチンと言えるものではないと思う。これだけ多くの被害者が出ていて、ノーベル賞を獲ったからといって被害をなかったことにするわけにはいかない」

確かにその通りだ。

日本国内でワクチン接種後の副反応として報告されている数は、その時点で約３万６０００件、しかも死亡事例だけで、実に２１５０件を超えている。ノーベル賞を受賞したとしても、この事実に変わりはないし、今後も変わらない、紛れもない事実なのだ。

しかし前述した通り、このタイミングでの受賞は、現実の被害の実態を忘れさせてしまうほど、大きなインパクトがあった。このタイミングとは？　折しも、全ての人が対象の「令和５年秋開始接種」がスタートしたばかりだったのだ。にわかにコロナの感染も拡大傾向にあった。ここで、ノーベル賞のお墨付きとなれば、新型コロナワクチン＝人類にとって素晴らしいもの、という意識が高まり、迷わずに機械的に接種を決める人が続出するのではないかと思った。ワクチン接種の判断材料の決め手がノーベル賞にならないか？ノーベル賞は、国民がワクチン接種に対して少し抱きつつあった負のイメージを払拭させるだけのパワーを秘めているのだ。

どうしても伝えたいことがある。ワクチンを含む全ての薬には光と影がある。つまり、ベネフィットとリスクが存在する。リスクについては、これまでの被害の実態を示す数字が明確に物語っている。国には、これを踏まえて、ノーベル賞と被害の事実を切り離して考え、被害者の救済を迅速に行ってほしい。これは、ノーベル賞を受賞しても、世界中が称賛しても、1ミリも変わらない私のスタンスだ。

スウェーデンの発明家アルフレッド・ノーベルの遺言に基づいて創設されたノーベル賞。「人類に最大の貢献をもたらした人々」に贈られるという。

mRNAワクチンの実用化第一号でもある新型コロナワクチンは、後世でどんな評価を得るのか？　それは同時に、我々の報道の評価とも密接に関わってくると思う。その答えを、何年後かのあなたは知ることになるだろう。

誰のためのワクチン報道か？

２０２３年の年末、父親の三回忌を迎えた。

父の墓前では私も素直になれるようで、ついつい、しなくていい話まで報告してしまう。そして、必ず涙を流してしまう。

しかし、お墓参りを終えると、心に湧いていた雲がすっと消えたように晴れやかな気持ちになる。私にとっては、あの場所は悩み相談所であり、亡き父との会話は、私自身の心のデトックスにもなっているようだ。

父は、ワクチン報道に関しては評価をしてくれていた。彼の口癖は、「人に感謝される仕事をしなさい」。「感謝される仕事にこそ値打ちがあるんだ」というものだった。

これが父の持論であり、自身の仕事へのモチベーションでもあったのだろう。

創業１００年近い洋服店の二代目だった父は、「真新しい洋服を手にした時、お客さんの顔が笑顔に変わる。それを見るのが何より嬉しいんだ」とよく口にしていた。

そして帰り際に、笑みを浮かべて「ありがとう」と感謝されることに、たとえようのない幸せを感じていたようだった。

「人に感謝される仕事をしなさい」という父の遺言が、職種は違えども、私の胸の中にいつも響いていて、今も私の仕事を支えてくれている。


私は、新型コロナワクチンのプラスの側面を取材していた時に、ある監察医からマイナスの側面を聞いた。「毒物は証拠を残すが、ワクチンは証拠を残さない」

この一言から始まったワクチン取材は、もう2年半以上が経過した。この間、多くのワクチン後遺症患者に会い、その経緯と現状を取材し、たくさんの遺族から「その時」の話を聞いた。こうした取材は、通常は難しいとされる。

身の上の不幸は語りたくないし、知られたくないと思うものだからだ。その前に、被害者を捜すこと自体、かなり困難を極める。

しかし、皆さんは快く取材を受けてくれた。直接電話をかけてくれる人、メール、手紙などで取材依頼を受けることもある。いずれも、簡単に人に話せない重い内容だった。

もし自分が体調不良になれば、医療機関で診察を受けることができる。病名など、不調の理由を他人に語り、身の上話をしたり、苦しさを聞いてもらうこともできる。

身内に不幸があれば、死因など亡くなった理由を語り、皆で弔うこともできる。でも、我々に連絡をくれたのは、それができない人たちばかりだった。信頼している人に話しても「そんなはずはない」と否定され、一蹴されることもあった。一番聞いてほしい話を誰にもできず、場合によっては、家族にさえ理解してもらえないこともあった。どんなに心細かっただろう。どんなに辛かっただろう……。

私はワクチン後遺症の現実を伝えつつ、テレビ、You Tube、ラジオなどのメディアで「あなたは独りではありません」と訴えることしかできなかった。

父の三回忌法要を済ませた晩、母と私、そしてきょうだい3人は、地元の宿泊施設で食事をしていた。その時、兄が突然ある話を切り出してきた。

兄は、ワクチン報道には賛同していたし、理解もしていたが、心配事があるという。私たちの報道が世間の批判の的になり、身に危険が及ばないかという不安だという。

一般的に、ワクチンに関するネガティブな報道は、テレビなどではされない。少なくとも、私の故郷山形では全くと言っていいほどなかったと聞く。

コロナ禍当初は、インターネットで検索してもなかなか情報に辿りつけないし、ましてや、インターネットに触れる機会の少ない高齢者が多い山形などの過疎地域なら、なおさらのことだ。

国を挙げて推進してきたワクチン接種は、ワクチンの副反応に関する情報不足の影響もあり、次第に「ワクチンだけがコロナ禍を乗り切る唯一無二の武器だ」という風潮を醸成していった。ワクチンに異を唱えることなど絶対に許されないような雰囲気が作られていったとも言える。だからこそ、ワクチン後遺症で苦しむ人が医療機関でたらい回しにされ、理解も救済もされず、社会で孤立した状況に置かれたのだと思う。

国がその存在を認めない「ワクチン後遺症」は、医師など医療界も認めることができない。国が認めず医療界も認めないものは、当然、行政も認めない。

そして社会全体が、つまり企業も学校も、さらには家族でさえ認めないことに繋がっていった。

実際、この報道が始まって以降、私の山形の実家の洋服店三代目の兄のもとに「あなたの弟の報道をやめさせなさい」という趣旨の電話が3件あった。

これまで実家にまでそうした批判の電話がきたことは皆無だったし、そんな反応があることは想像もしなかった。だからこそ、兄は私の身を案じてくれていたのかもしれない。

兄からこの話を聞いたのは、その時が初めてだった。きっと、私に余計な心配をかけまいと気遣ってそれまで伝えなかったのだろう。同時に、兄自身もこの報道を止めてはいけないと感じていたから、あえて報告しなかったとも言っていた。

私は、自分たちの取材姿勢に対して自信と誇りを持ち、一点の曇りもないつもりで活動してきたが、兄の話を聞いてから、少しだけ不安を覚えるようになった。

本当に、この報道は正しいのだろうか？　実家への批判の電話の中には、「大石さんの報道を見て接種をやめようとしている知人がいる。どうしてくれる⁉」という意見もあったと聞いた。

人間のすることに「100％正しい」も「100％間違っている」もないと思う。しかし、父の言う「人に感謝される」どころか、人に批判され、迷惑がられては本末転倒ではないか。

自分たちの報道が正しかったのか？　このまま継続してもいいのか？

弱気の虫が、私の中で少しだけ頭をもたげ始めていた。

出会いと救い

２０２３年の年末、「東海患者の会」主催による、ワクチン後遺症に関するあるシンポジウムを取材した。その会場で、自身の切実な経験談を涙ながらに話す女性がいた。静岡市に住む39歳の３児の母で、ワクチン後遺症と闘いながら懸命に子育てをしているのだが、語られたその壮絶さに言葉を失った。

その女性が私のところに駆け寄って来て「大石さんの一言に助けられました」と、涙を流して伝えてくれたのである。その一言とは、私がテレビ、YouTube、書籍などでも訴えていた「あなたは独りではありません」というものだった。

限界まで頑張っているものの、孤独感に苛《さいな》まれ、押しつぶされそうだった時に、この言葉に救われたのだと、そう言ってくれた。

「私は人の役に立ったのか？」

どうやら、眼の前にいる一人の女性には貢献できたようだった。

彼女と話をした後、私は自分の心にかかっていた雲がきれいに掃《は》けていくのを感じた。その雲の正体は、この取材報道を続けるべきなのかどうかという迷いだった。しかし、この一言で改めて目が覚めたような気がした。これこそが、父の言う「人に感謝される仕事」なのではないかと。私のほうが、逆に彼女の一言に救われたように思う。

その彼女の話を詳しく聞いた。

2021年5月、2回目のワクチン接種を行った。接種時期が早かったのは、彼女が医療従事者だったからだ。打つかどうかの選択は本人に任せられていたが、やはり当時の状況からして、医療従事者が打たないという選択肢は、ほぼなかったという。また、喘息の息子もいたため、患者とわが子を守るため「打たざるを得ない」状況だったという。

異変は、接種した翌朝、まず右手に表れた。利き腕の右手が硬直して全く動かなくなってしまったのだ。しかし、これは序章にすぎなかった。

その後、次々と彼女の体を症状が襲う。激しい頭痛。嘔吐。腫れる手。そして全身を襲う激痛。右手だけでなく左手も、そしてやがて両足まで硬直して思うように動かなくなった。顔にも異変が出ていた。顔面神経麻痺が、彼女の表情さえも奪ってしまったのだ。

「もう耐えられない」と、藁《わら》にも縋《すが》る思いで整形外科に行ってみると、信じられない対応をされた。「どこも悪くない、気のせいだ」と、薄ら笑いをしながら言われたかと思うと、その医師は、次には怒鳴ってこう言い放ったという。「体を動かせ！」

たしかに、手術後のリハビリのように、硬直した身体を動かすことが有効なケースもあるかもしれない。しかし、困り果て、医師に助けを求めて救いの手を差し伸べているのに、それを払いのけるような、あまりにも酷い態度ではないか。

医師にすら理解されず、冷たく突き放されたように感じた彼女は、孤独感を募らせ、絶望的な気分になっていった。

接種から1週間後、総合病院で受診すると、そのまま緊急入院を余儀なくされた。

3週間にわたって検査を繰り返し、ステロイドの点滴による治療も行ったが、改善には程遠い状態が続いた。そんな時に、長男からメッセージが届いたのだという。

当時、長男は小学4年生。次男は、まだ入学したばかりの小学1年生。末っ子の3男はまだ1歳だった。

「少しさびしいけど、ママもがんばってね」

息子の応援に、彼女はこんなメッセージを返した。

「ママもすごくさびしいよ。でも、今帰っても何もしてあげられないから、もう少し病院にいさせてね。いつものママになって帰るからね」

しかし、ほどなくして夫と息子たちの生活が行き詰まってしまった。夫の仕事の都合で、末っ子は近所の家庭に預かってもらっていたのだが、いつまでも迷惑をかけるわけにもいかず、退院するしか方法はなかった。相変わらず、体の激痛と硬直は続いていたが、それ以外の選択肢はなかった。退院後に待っていたのは予想通り厳しい日常生活だった。

あたり前にしてきたことのほとんどができなくなっている現実に直面し、彼女は改めて絶望した。利き腕の右手が動かないだけでなく、身体全体がどうしても言うことを聞かないのだ。例えば、パンツを履くだけで2時間を要した。当然、1歳の末っ子の世話などできるはずがなかった。では、誰が面倒をみたのか？

実は、小学4年生の長男だった。末っ子の食事、入浴、おむつ替えも長男が手伝ってくれた。弟が泣いた時には、小さな体で懸命に抱きかかえて、なだめてくれた。ついこの前まで、自分が母親にやってもらっていたように。

1年生になった次男に、鉛筆の持ち方から勉強まで教えたのも長男だった。

母親ができないことを見越して、率先して働いてくれた。今思えば、ヤングケアラーのような状態で、長男にはとても申し訳ないことをさせてしまったと反省していた。

本来はまだまだ母親に甘えていたいはずなのに、甘えられない。

小学4年生にとっては、あまりにも酷な条件での生活が日常になったことが、おそらく彼を追い込んでしまったのだろう。長男は、この頃から母親と距離を取るようになった。

彼が当時書いた作文を読ませてもらった。

「僕の家族は5人でくらしています。お父さん、お母さん、僕と弟と赤ちゃんがいます。

（中略）去年の5月にお母さんがワクチンを打ち、右手が動かなくなりました。それでしばらく入院することになりました。僕は、とても悲しみました。理由は、いつものような生活が送れなくなってしまったのです。なので退院した今では、リハビリにも通いながら生活しています。この辛い中で、年に2、3回、おばあちゃんの家に行って楽しく過ごしているので、辛いことをしたら楽しいことがあると思い、毎日、お母さんの手伝いを頑張っています」

幼い子供としての一面と、大人のように我慢強い一面が垣間見える文章だ。

当時を振り返って、長男は「甘えたらだめだと思って頑張った。でも、僕だって甘えたかったんだ」と言ったという。一方で、母も自分のことすら何もできない、子どもにも何もしてあげることもできないというジレンマに苦しんでいた。

子どもをぎゅっとハグすることも、一緒に寝ることもできない。ヨチヨチ歩きの我が子の手を引いて歩くこともできない。

こんなこともあったそうだ。真夏のある日、1歳になる息子が40度の高熱を出した時、ベビーカーに乗せて病院まで行ったという。本当はタクシーで行きたかったが、それを「使わなかった」。正確には、お金がなくて「使えなかった」のだ。

ギラギラとした太陽が照りつける炎天下にいたことの代償は大きく、息子の足は火傷のようになってしまった。

激しく自分を責めたという。「どうして、この子を産んだのだろう。お金もないのに育てられない」そして、彼女の気持ちは次第に死に傾いていった。

「この子がいたら、みんなの迷惑になる。責任をとってこの子と死のう」そう決めた彼女は、死ぬ場所を決め、死ぬ方法を考えた。「車に轢《ひ》かれれば……」と道路をさまよったことさえあったそうだ。

家族の理解がなかったのかというと、そうではない。夫は、仕事をしながら家事もこなし、彼女の入浴や着替えの介助まで、献身的にサポートしてくれた。

長男も唇を噛み締めながら、歯を食いしばってお手伝いをしてくれた。でも、何もできない自分に嫌気がさし、いつしか自分で自分を追い詰めていってしまった。

それでも、死を選択しなかった理由

「自殺したほうが」との思いが頭を何度もよぎったが、それでも、彼女は死を選ばなかった。死の選択を思いとどまった理由はいくつかあったが、まず両親が経済的な支援をしてくれたことが大きかった。

「お金はなんとかするから、私たちより先に死なないでほしい」と、両親に懇願されたという。自分たちの愛娘が体の不調で死さえ決意している。お金で解決するのであればと、両親は自宅のある土地を売却し、生活費の支援をしてくれた。

もちろん、3人の育児だけなら生活はできたが、医療従事者として働いていた彼女の収入が途絶えたうえで、自分の医療費がどんどん嵩《かさ》んでいたのだ。両親からの支援は、5人の仲良し家族の生活を救い、彼女とまだ小さい三男の命を救うことになった。

ある人との出会いも彼女を救った。子どもの体調が悪化したため、たまたま近所にできた小児科を受診した。その時、彼女の右手が自由に動かないことに気づいた女性医師が熱心に話を聞いてくれたのだという。幸いなことに、この医師は、厚労省で予防接種健康被害救済制度の審議経験をもつ、いわゆる医系技官だった。彼女は自らの経験からこうアドバイスしてくれた。

「絶対に通るから、申請したほうがいい。人生をめちゃくちゃにされて、我慢なんてする必要は全くない」

かつての厚労省での経験から、これは申請すれば認定されるという手応えがあったのだろう。彼女は苦労しながら書類を集め、2021年10月に厚労省に救済申請した。

しかし、彼女がこの小児科の医師に救われたと感じている点は、この救済制度を勧めてくれたことだけではなかった。代えがたいのは、精神的な面での支えになってくれたことだった。いくつかの医療機関で頭ごなしに否定され続けた症状。

厳しく否定されたことが、いつしか自分自身の存在への否定に繋がりかけていた。

そんなとき、この医師は親身になって自分と向き合ってくれたのである。

自分を正面から受け止め、理解しようとしてくれる人がいる。そのことが、なにより嬉しかったのだ。人には話を聞いてくれる理解者が必要なのだ。

自分の身体だけでなく、経済的にも、将来にも不安を覚えている時は、なおさらだ。

2023年春、一通の封書が自宅に届いた。そこには厚生労働省と記してあった。

「予防接種健康被害救済制度」での救済認定を知らせる通知だった。

思わず声を上げて泣いた。涙がほろほろと流れていた。

いくつもの医療機関で、自分の訴える症状を「気のせいだ」と窘《たしな》められた。でも、それは気のせいではなかったのだ。国が認めてくれたのだから。

かつて、仕事に行けない自分を卑下し、責め続けたこともあった。もしかしたら、ただの怠け癖なのではないかと。

しかし、認定の文字を見て、初めて自分を許すことができたのだという。私は、自分に甘えていたわけではなかったのだと……。国には右上腕の障害が認められ、年金障害3級と認定された。医療費も支給されて負担が減り、家計も助かったという。

彼女を取材して、改めてわかったことがあった。

ワクチン後遺症の患者には、いくつもの絶望が襲う。

誰も理解してくれない絶望、身体が治らないことへの絶望、職場復帰が叶わないことへの絶望。収入が途絶える一方で、医療負担は積み重なるように増え、生活苦に陥る絶望。

そして、最愛の家族に対する罪悪感もどんどん膨らみ、最終的には生きている意味を見いだせなくなるという絶望だ。

彼女は、まさにこの絶望のスパイラルの中で、懸命にもがいていたのだ。

彼女は大変だったが、まだ恵まれていたのかもしれない。理解し、支えてくれる家族、親の経済的支援、そして、親身になってくれる医師とも出会えたのだから。

「私と同じような境遇の人が、様々な絶望から自ら命を断つことがないように願い、活動を続けていきます」

彼女は今、「患者の会」のメンバーとして活動している。

自分が助けられた時のように、苦しみを抱いている人を救うために。

白熱のイベントで再確認した「タブーなき議論」の重要性

2023年12月3日、この日は私にとって決して忘れることのできない日になった。この報道を続けて2年半、ついに念願のイベントが実現したからだ。

タイトルは、CBC「チャント」×医療「大石が聞く」で、地上波の夕方のニュース番組の追跡調査報道コーナー「大石が聞く」、YouTubeの「大石解説」にとって初めてのリアル・イベントとなった。

思い返せば、コロナ禍ではこうした対面のイベントは感染対策上許されなかったはずだ。それが可能になった一方で、コロナ禍でニーズが増した生配信も導入したことで、より多くの人の目に触れる機会が増えたことは、喜ばしいことだった。

場所は名古屋のCBCホール。我々の想定は、来場者は東海三県の地元の人で、配信は、関東や関西など全国の視聴者になるだろうというものだった。しかし、蓋を開けてみると驚くべきことが起きていた。会場は約450人超満員のソールドアウトで、東京、神

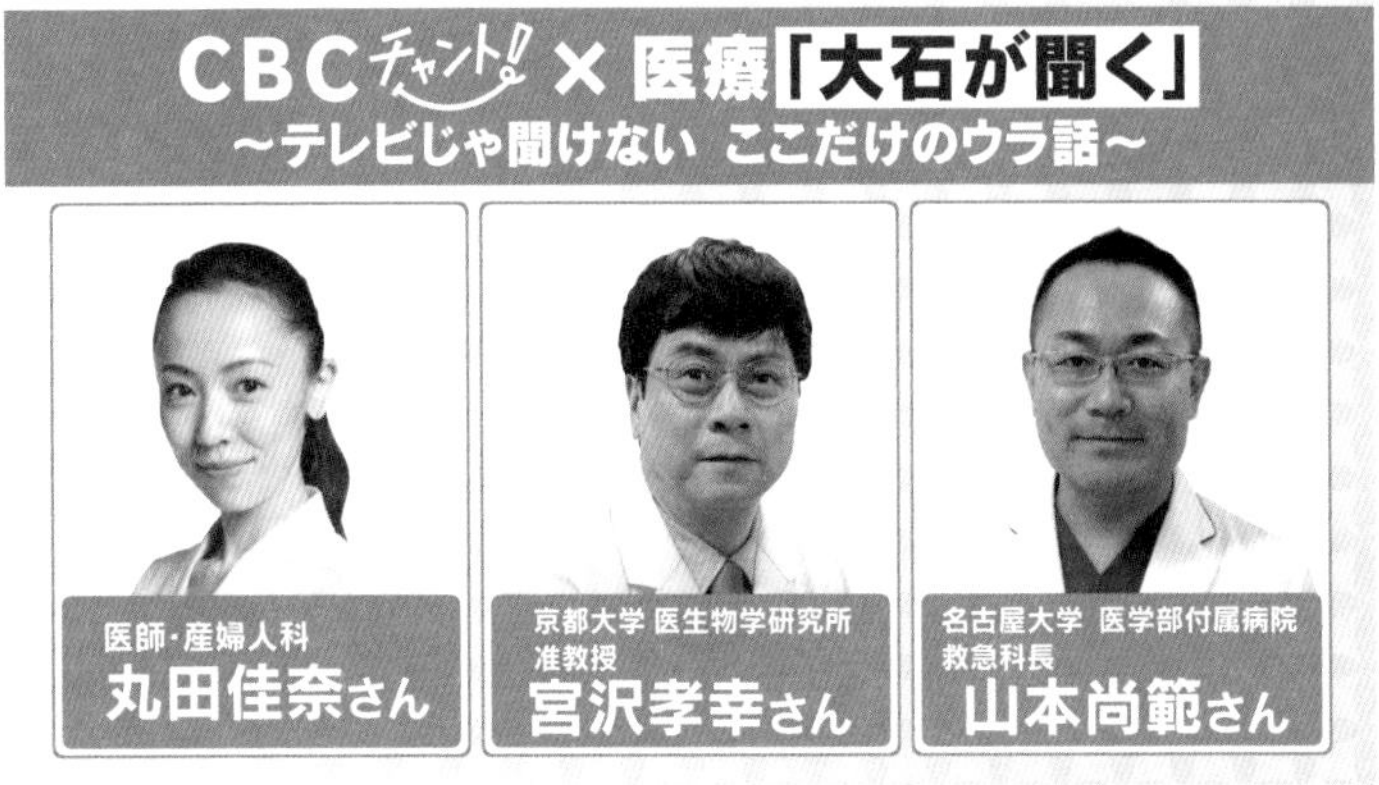
CBCチャント！× 医療「大石が聞く」
～テレビじゃ聞けない　ここだけのウラ話～
医師・産婦人科
丸田佳奈さん
京都大学 医生物学研究所
准教授
宮沢孝幸さん
名古屋大学 医学部付属病院
救急科長
山本尚範さん

イベントで激論を交わしたパネラーたち。

奈川など関東地方や関西、中国、九州からの参加者もいた。

高い航空機代や新幹線代を支払いつつ、我々のチケットを購入してくれたのかと思うと、胸が熱くなった。同時に、必ずやこのイベントを成功させ、満足度を高めたいと心に誓った。

イベントのテーマのひとつは「タブーなき議論」。新型コロナワクチンについての賛否の意見も徹底的に闘わせようと考えていた。

参加したメンバーは、京都大学の宮沢《みやざわ》孝《たか》幸《ゆき》准教授、タレントで産婦人科医の丸田《まるた》佳《か》奈《な》医師、名古屋大学医学部附属病院の山本《やまもと》尚範《たかのり》医師の3人で、私が司会を務めた。

まずは、オープニングで、宮沢准教授が

京都大学を翌2024年の5月に退職する理由を聞いた。なぜ辞めなければいけないのか？　舌鋒鋭く新型コロナワクチンのことなどを批判したりする姿がマイナスになってしまったのか。宮沢さんは冷静さを保ちつつも、話しているうちにヒートアップし、言葉の端々に納得いかない様を見て取ることができた。

宮沢准教授の退職と、これまでの言動に関連はあるのか？　あるとしたら、それは誰の圧力なのか？　会場の皆さんの代弁者として聞いた。

それは一個人の退職以上の背景を感じたからだが、宮沢さん自身も退職の真相を知らないということで、本人の話であるのに推測するしかないのが現状だった。

ワクチンの功と罪

そして、いよいよ本題に入っていった。

テーマは「新型コロナワクチンの功罪」。まずは「功」の部分から3人に聞いた。

宮沢准教授は「一部変異株への重症化予防効果」をあげた。重症化が懸念されたデルタ株に関しては予防効果があったのではないかと指摘。丸田医師は「通常社会を取り戻すことができたのはワクチンのおかげでもあった」と評価し、山本医師も「感染者数と死者数を圧倒的に抑制した」と、ワクチン効果を高く評価した。

ここまでの議論は穏やかであったが、議題が「新型コロナワクチン」の「罪」に代わると、白熱した展開になり、会場も引き込まれていったと記憶している。

議論に火を点けたのは、やはり宮沢准教授だった。宮沢さんは「新型コロナワクチンは桁違いの重篤な副反応をもたらした」と語気を強めた。

確かに、予防接種健康被害救済制度において、国が救済認定した件数は副反応で5357件、死亡は377件と、過去のワクチンと比較しても圧倒的に多かった(イベント開催前時点)。しかもこれは、新型コロナワクチンに関しては現在進行形であるにもかかわらず、この救済制度が始まって以来、およそ45年間にわたる全てのワクチンの累計をも超えている異常事態と言っていい。これを宮沢さんは指摘しているのだ。

たった一つのワクチンで、国がこれだけ救済している、つまり被害が広がった経験はないのだから、明らかに異例と言っていいし、これはあくまでも途中経過に過ぎないことまで考えると、史上最大のワクチン被害になるのだ。

これに呼応するように山本医師も、「副反応の補償と研究が不十分」と力を込めた。これだけ苦しんでいる人がいるのだから、証明が難しい医学的な因果関係とは別に政治決断でいち早く補償すべきだし、副反応に関する研究にも力を入れるべきだと主張した。

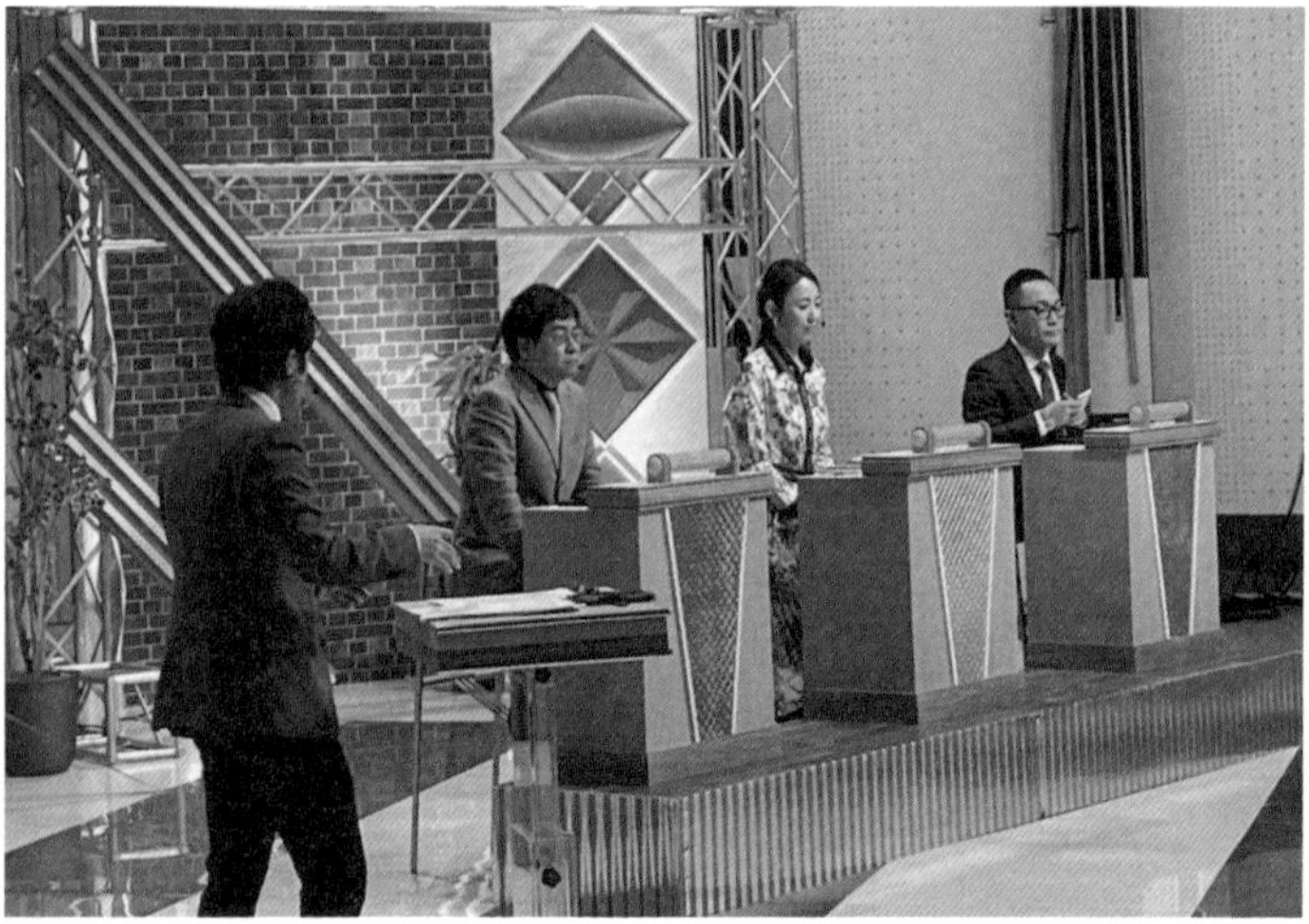

会場で激論を交わす4人。

ただ、丸田さんは副反応などにはあまり触れず「ワクチンの罪」については、結果としてまた接種し続けることになった点、つまり、当初の国の説明とは違ってワクチン接種によって感染が収まらなかったこと、また、ワクチン費用などの負担も今後さらに必要になることへの懸念を示していた。

私がこの議論を裁きながら感じたのは、ワクチンの功罪については、3人ともスタンスがハッキリと分かれていて、お互いの主張がぶつかり合いクロスしたとしても、妥協点はなかなか見いだせず、着地点は相容れないということだ。

それもそのはず、参加した3人はバックボーンも異なれば、コロナ禍のウイルスとの向き合い方もバラバラだったからだ。

丸田さんは産婦人科医として、コロナウイルスから母子を守ることを必死になって考えて導き出した答えが、積極的なワクチン接種だった。山本さんは、救急のエキスパートとして、現場最前線でエクモや人工呼吸器などを駆使して重症患者の命を救おうと懸命に闘ってきたからこそ、重症化を防ぐと言われるワクチンには大きな期待を寄せていた。

一方、宮沢准教授はコロナ禍で感じていた感染対策の矛盾を行政に指摘しつつも、一向に改善されない状況に辟易としていたし、接種すればするほど感染するという実態を見ていたため、ワクチン効果には懐疑的であった。

お互いがそれぞれ確固たる考えと信念を持ち合わせていたため、朱に交わっても赤くならず、それぞれが同じ色を保っていたのが印象的だった。

なぜ、CBCテレビだけがワクチンの「影」を報じられるのか?

このイベントの中で私は、視聴者から寄せられた「なぜ、CBCテレビだけはワクチン問題をちゃんと報道できるのか?」という視聴者の疑問にも答えた。私のもとに届く手紙やメール、街で問われる疑問で最も多いのが、この質問でもあった。

それだけ、ワクチン接種のデメリットや副反応についてほとんど触れない他のマスコミ報道に対して疑念を抱いている人が多いということだろう。

「マスコミには、何らかの圧力が強くかかっていて報道できないのではないか？」「政府からの言論統制ではないか？」と。

テレビ出演なども多い宮沢准教授によれば、他局では事前にプロデューサーらから「このことには触れないで」とか「この話はしないで」とトークに制限がかかるケースがあるという。しかし、ＣＢＣテレビではその制限が一切ないことに驚いていたようで、なぜＣＢＣテレビは大丈夫なのか教えてほしいと、イベント会場でも宮沢さんに尋ねられた。


結論から言えば、国からの圧力はなかったし、製薬会社などスポンサーからの圧力もなかった。つまり外圧は、私が知る限りでは皆無だった。一方で、我々が政府やスポンサーに対して忖度したこともなかった。

では、内部の反応はどうだろうか？　事実、ＣＢＣテレビ社内でこの報道を止める人は誰もいなかった。国が勧めるワクチンで未曾有の難局を乗り切ろうという機運が高まっていたため、もちろん報道に慎重になった側面はあった。

しかし、当時の報道部長も報道局長も止めなかった。社長は「しっかりと報道しなさい」と、むしろ背中を押してくれた。

私たちは、独断で勝手に報道していたわけではなく、これがCBCテレビの報道姿勢なのだと確信していることを、初めて人前で伝えた。この話をした時に、会場で大きな拍手が起きた。当たり前の報道をしているだけの私は、この拍手を少し恥ずかしくも感じた。

CBCテレビでは、なぜこの報道姿勢が揺らがなかったのか?

それは、開局以来、地元の声を丁寧に聞き、時にダイナミックに伝えてきた諸先輩方の報道姿勢が脈々と受け継がれてきたからであると、私は信じている。

そして今回のイベントは、どうしても時間に縛られるテレビとは違い、それぞれの主張や思いを存分にぶつかり合わせることのできた2時間だったと思う。タブーなき議論がテーマであったために、宮沢准教授が主張する「オミクロン株人工説」や地上波ニュースではほぼ取り上げられない「超過死亡とワクチンの関係性」なども議論の対象になった。人によっては「陰謀論」などと片付けられてしまうことも、全員で真剣に議論できた。

これこそ、私が求めていた「タブーなき議論」の場だったのだ。

超党派議員連盟ができた時の目標のひとつに「ワクチン賛成派」と「ワクチン反対派」の専門家を集め、徹底的に議論させて、国民に考えるきっかけと材料を与えようという案が出ていた。しかし、残念ながら厚労省を舞台にしていれば、そのような機会はなかなか得られない。利害関係で一歩も動けず、正義が引っ込むからだ。

誰もやらないなら、どうしたらいい？　答えはある。我々がやればいいのだ。

そして、それぞれ国民が徹底した議論をもとに判断し、今後のワクチン接種の参考にすればよいのだ。2023年の秋から、「令和5年秋開始接種」もスタートし、その接種回数もすでに2500万回を数えている。高齢者で多い人は、もう7回も接種したのだ。

しかも、このワクチン接種はこれからも続いていく。だからこそ、求められるのは接種するか否かを正しく判断するための材料だと思う。

だからこそ、今回のイベントのようなスタンスを保ちつつ、一方的ではないワクチン議論を粘り強く引き続き実施していこうと誓った。

思い返せば、コロナ禍は社会の分断を招き、自分たちの考えや意見を押し殺さざるを得ない状況が続いてきた。〝マスク警察〟に代表されるように、マスクをつけていないだけで批判の対象になったり、ワクチン接種についても、「接種していない」とは容易には発言できないような社会的な雰囲気があった。

努力義務であり、あくまでも強制ではない任意接種であるはずなのに、接種しない人は「反ワクチン」との誹《そし》りを受け、人によっては「社会秩序を乱す者」としての烙印を押され、心を痛めた人もいた。日本では、海外のように、ワクチン接種を拒否したために解雇されたり、医師資格を剥奪されたり、マスクをしていないだけで警察に逮捕されたりするようなケースはほとんどなかったにせよ、配置転換の対象になったり、仕事を辞めざるを得なくなった人もいるようだ。

コロナ禍は、明らかに異常事態がまかり通った3年間だった。でも、我々は自覚しなければいけない。この異常事態も、我々人間自身が作り出した世界であったことを。

2023年の年末、私は名古屋市内で開催されたベートーベンの第九コンサートに出かけた。これは、コロナ禍においては見られなかった類のイベントでもあった。

ステージ上には数百人の声楽の歌手が並び、一斉に会場に向かって歌う。エアロゾルによる空気感染が指摘されていたコロナ禍では決して許されなかったが、感染症法の分類が2類相当から5類になったからこそ、実現したコンサートだった。

数百人の歌手が一斉に歌う第九は、まさに圧巻だった。その圧倒的な声量は、対面して聞いている超満員の観客の心を揺さぶったはずだし、改めてコロナ禍の終焉を実感していた人もいたかもしれない。

しかし、私は全く別のことを考えていた。コロナ禍で行動が制限されていたつい半年前までと、いったい何が違うのだろう？

ワクチンが改良され、劇的に効果が上がったとは聞いていない。コロナに感染した場合に絶大な効果をもたらす特効薬や治療薬が誕生したわけでもなかった。

医療を取り巻く状況は、県外にさえ出られなかったあの時と、何一つ変わっていないのだ。

もちろん、経験値からの治療法の改善はあっただろう。しかし、コロナ禍の明らかなゲームチェンジャーは、まだ存在していないのだ。それでも、世の中はほぼコロナ禍以前の世界に戻った。では、何がそうさせたのだろうか？

それは、我々の意識ではないだろうか？　コロナの恐怖に対して過剰に反応していたがために、醸成されていった社会の雰囲気。しかし、それを縛っていた意識が開放されたことで、マスクを外す人が自然と増え、ワクチンを接種しない選択肢に対しても寛容になってきた。

意識は人の言動を変え、社会のあり様を変える。意識が恐怖に支配され、一元的になれば、多様性を許さなくなる。そして、遂には自分と異なった考え方を受け入れない、寛容さを忘れた社会が形成されてしまうのだ。

我々は、このコロナ禍の教訓を胸に深く刻み、未来に活かしていきたい。
それは、次に来るかもしれない感染症によるパンデミックに備えるためだけではない。
われわれ日本人が、再びいつか来たあの道を決して歩まぬためにでもある。

あとがき

「ＣＢＣテレビは、よく報道できますね」

これが新型コロナワクチン取材を続けている我々への、他局からの素直な感想だ。

ＣＢＣ報道部のスタンダードが、他局では異例なのだという。

私の家族が驚いていた。「大石邦彦」と検索したら、「反ワク」と書いてあったそうだ。

しかし、我々は反ワクではない。私も反ワクではない。

目の前で起きている事実をそのまま伝え、厚労省などが出しているオープンデータをそのまま伝えているだけだ。結果として、コロナワクチンに関してはネガティブな情報も含まれるわけだが、いったいそれのどこに問題があると言うのか？

そもそもワクチンだけでなく、薬には必ずプラスの側面とマイナスの側面がある。

言うまでもなく、効果と副作用・副反応だ。本来は、効果を伝えつつも、副作用・副反応のリスクも同時に伝えることが求められるが、新型コロナワクチンについてはこの副作用・副反応を伝えることを極端に嫌う人が多いようだ。それも、医療関係者だけでなく、コロナワクチンを接種してきた人たちまで幅広くだ。

医療関係者としては、自分たちが接種を勧めて打たせた行為が「間違っていた」とは思いたくないだろうし、自己否定につながる側面もあるから、リスクがあるのを伝えることは嫌うだろう。接種した人も同じだ。激しい副反応が出ていない人であれば、なおさら副反応に関する報道は理解に苦しむはずだ。

しかし、ワクチン接種後に苦しんでいる人たちの多くも、もともと「反ワク」ではなかった。むしろ、ワクチンの効果を期待して接種した人がほとんどだったのだから。

接種後の副反応で自分が歩行困難になっても、大切な家族を失っても、ワクチンには一定の効果を認めている人もいるくらいだ。

ただ、求めているのは、「国が主導する形で接種を促進したのだから、責任をもって救済すべき」ということ。これのどこが問題なのだろうか？

あなたが当事者になったら、きっと同じような気持ちになるのではないだろうか？

コロナ禍に苦しむ日本社会を報道してきて気づいたことがある。

多くの人が、自分の頭で物事を考えなくなったのではないかという点だ。国が言ったこと、医療機関が言ったことを全て鵜呑みにするばかりで、どうすべきかを自分の頭で考え、疑い、判断しなくなっているのではないだろうか？

「国が言うことは正しい」と、最初から疑問すら持たない人が増えたような気もする。

しかし、その責任の一端を担っているのが、我々メディアであることも事実だ。

国や自治体が実施する政策や対策の検証もせず、そのまま受け入れ、報じたことも多々あったと思う。

検証できなかった理由はいくつかある。そもそも、新型コロナウイルスという未知の病に対しての知識が乏しかったという側面は否めない。

また、報道する側も感染リスク管理が求められるため、CBCテレビ報道部のスタッフも二班に分かれて活動し、次々に押し寄せるコロナ関連のニュースを毎日捌いていくだけでも、精一杯だった。言い訳になってしまうことは重々承知している。しかし残念ながら、これがその時の事情だったことを告白し、猛省している。

2024年2月17日、ワクチン接種の開始から丸3年が経過した。

私は、この新型コロナワクチンの徹底的な検証を呼びかけたい。

感染予防効果はどれだけあったのか？　ちなみに、２０２２年の夏までは、厚生労働省は「感染予防効果」と取れる〝不自然な〟データをホームページで公開していたが、今、それは消されている。また、今も厚労省が接種の根拠として位置づけている重症化予防効果がどのくらいあったのかについても、具体的なデータをもって示してほしい。

　これは、厚労省にもしつこく訴えていきたい。日本人に対して新型コロナワクチンがどう作用したかというデータを世界一持っているのは、間違いなく厚労省だ。厚労省には、全てのデータを正確に誠実に示し、解析し、国民の前に明らかにする義務があると思う。

　私は地上波だけでなく、You Tube でも定期的に配信し、新型コロナワクチンの副反応について報道し続けてきた。定期的で継続した配信には意味がある。一回きりの報道では、この問題を知るきっかけにはなるかもしれないが、どうしても多くの人の理解が深まるところまではいかない。

「継続してこそ、この問題について認知度や問題意識が高まり、警鐘を鳴らせるのではないか」と考えた。私は、月３本の配信を心がけ、これまで１００本以上の動画を配信、総再生回数は６０００万回を超えている。

　この配信はスマホで撮影していて、私の同期の天木《あまき》健《けん》さんが担当している。また、サムネイルは船越康之さんが「より多くの人に見てもらえるようなインパクトのあるものを」

と作り、データ収集は中塩屋鈴華《なかしおやすずか》さんが担当している。「大石解説」は、このチームワークがあってこそ成り立っている。

また、普段の取材では追跡調査報道「大石が聞く」チームが世の中の問題の核心に迫っている。有本整《ありもとただし》キャップを中心に、竹下友彩《たけしたゆあ》記者と私が取材現場を駆けずり回っている。

これまで、北海道から九州まで足を運び、多くの被害者の声を聞いてきた。

この声を届けたい。地方議会、国会、そして社会へ。

思いはひとつだ。被害者が肩身の狭い思いをしないように。遺族が、大切な人の亡くなった理由を他の病と同じように話せるように……。

何年後になるのだろう？　それはわからない。しかし、この本に記したことがコロナ禍に存在した事実として、後世においてどのような評価を受けるのか？

それは、ぜひあなた自身の目で確かめてほしい。

私は今、これまで取材で出会った人たちを思い出しながら、この原稿を綴《つづ》っているが、いつも取材の最後に言われることがある。「私の声をすくい上げてくれてありがとう」

この声こそが、我々の取材の原動力になる。

今や多メディア時代となり、誰もが情報発信できるようになった。しかし、闇雲に情報を発信しても世の中に届かないこともあるようで、苦い経験をした人も少なくないと聞く。だからこそ、我々のようなメディアが存在する。

我々が市井《しせい》の声を届けなくなってしまったら、その人たちの声は埋もれてしまい、決して社会には届かない。「その声を届けること」こそが我々の使命であり、責務であると私は改めて痛感している……多くの人の声を聞いたこの取材を通して。

2024年5月

大石邦彦

前作と同様、本書の出版において著者が得る利益の全ては、
新型コロナワクチンの接種で辛《つら》い思いをされている遺族や、
患者の団体などで役立てていただければと思います。

監修 小川《おがわ》 直人《なおと》 報道・情報制作局長
村瀬《むらせ》 巧《たくみ》 報道部長

新型《しんがた》コロナワクチン 影《かげ》の輪郭《りんかく》

誰も報じなかった3年の記録

2024年5月31日 第1版第1刷発行
2024年6月1日 第1版第2刷発行

著者 大石邦彦《おおいしくにひこ》
発行人 宮下研一
発行所 株式会社方丈社
〒101-0051
東京都千代田区神田神保町1-32 星野ビル2階
tel.03-3518-2272 / fax.03-3518-2273
ホームページ https://hojosha.co.jp

印刷所 中央精版印刷株式会社

・落丁本、乱丁本は、お手数ですが、小社営業部までお送りください。送料小社負担でお取り替えします。

ISBN978-4-910818-16-0